Struck/Billker/Tsolodimos

**Wirksame Hilfe bei Myomen**

W0229334

## Die Autorinnen

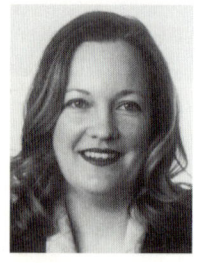

### Dr. med. Dorothee Struck, *1968

befasste sich während ihres Medizinstudiums mit Homöopathie, Phytotherapie und Aromatherapie. Sie ist Bach-Blüten-Therapeutin und absolvierte eine Weiterbildung in der Haptonomie, einem Verfahren der Schwangerschaftsbegleitung. Dorothee Struck setzte sich mehrere Jahre als Beraterin im feministischen Frauengesundheitszentrum Kiel ein und ist seit 1992 auch als Dozentin tätig. Zur Zeit arbeitet sie auf der gynäkologisch-geburtshilflichen Station eines Kreiskrankenhauses in Sögel im Emsland. Dort etabliert sie naturheilkundliche Verfahren und hat eine regelmäßige Sprechstunde mit entsprechendem Schwerpunkt in der angeschlossenen Belegpraxis.

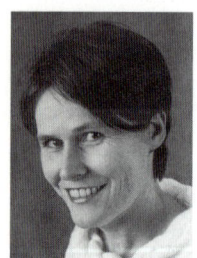

### Marion Billker, *1955

Die Heilpraktikerin hat eine umfassende Ausbildung in Traditioneller Chinesischer Medizin (TCM) und ist Mitglied der Arbeitsgemeinschaft für Klassische Akupunktur und Traditionelle Chinesische Medizin. Ihre Kenntnisse vertiefte sie während eines Praktikums an der Nanjing University of TCM in der VR China. Im »Erstberuf« ist Marion Billker Kinderkrankenschwester, arbeitete in einer Abteilung für Geburtshilfe und gab Geburtsvorbereitungskurse für Paare. Die dreifache Mutter ist seit 1991 in ihrer eigenen Naturheilpraxis in Glinde bei Hamburg tätig.

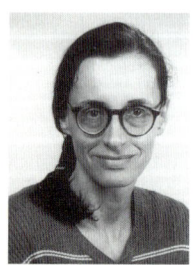

### Christine Tsolodimos, *1956

ist Journalistin (Ausbildung an der Hamburger Journalistenschule) und hat sich auf den Bereich Gesundheit und Medizin spezialisiert. Mehrere Jahre war sie Medizinredakteurin bei der Zeitschrift BRIGITTE. In ihren Artikeln beschäftigt sie sich vor allem mit den Verfahren der Naturheilkunde und der Traditionellen Chinesischen Medizin. Seit 1998 ist Christine Tsolodimos als freie Redakteurin und Autorin tätig. Sie wohnt in Glinde bei Hamburg.

Dr. med. Dorothee Struck
Marion Billker
Christine Tsolodimos

# Wirksame Hilfe bei Myomen

- Alles über Hormone und Operation
- Was Sie selbst tun können
- So nutzen Sie die Alternativen der Naturheilkunde

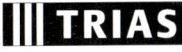

**Leserservice:**

Wenn Sie Fragen oder Anregungen
zu diesem Buch haben, schreiben Sie uns:
TRIAS Verlag
Postfach 301107
70451 Stuttgart
oder schicken Sie uns eine E-Mail:
trias.lektorat@thieme.de

Umschlaggestaltung:
Cyclus · Visuelle Kommunikation, Stuttgart

Lektorat: Uta Spieldiener

Redaktion: Kerstin Pohl

Zeichnungen:
Liane Hartmann, Nagold

Korrektorat:
Maria Brand, Gießen

Bildnachweis:
Buchumschlag: Mauritius; Norbert Reismann:
S. 10; Fitness and wellbeing: S. 34, 88;
MEV: S. 72; Health and Medicine: S. 22;
Scorpius: S. 60, Autorenfoto: Fotoatelier
Ute Boeters

Die Deutsche Bibliothek –
CIP-Einheitsaufnahme
Ein Titeldatensatz für diese Publikation ist
bei Der Deutschen Bibliothek erhältlich.

Dieses Buch wurde in der neuen deutschen
Rechtschreibung verfasst.

Gedruckt auf chlorfrei gebleichtem Papier

© 2000 Georg Thieme Verlag
Rüdigerstraße 14, 70469 Stuttgart
Printed in Germany
Satz: Fotosatz H. Buck, Kumhausen
Druck: Westermann Druck, Zwickau

ISBN 3-89373-588-7          2 3 4 5 6

**Wichtiger Hinweis:**
Wie jede Wissenschaft ist die Medizin ständi-
gen Entwicklungen unterworfen. Forschung
und klinische Erfahrung erweitern unsere
Erkenntnisse, insbesondere was Behandlung
und medikamentöse Therapie anbelangt. So-
weit in diesem Werk eine Dosierung oder eine
Applikation erwähnt wird, darf der Leser zwar
darauf vertrauen, dass Autoren, Herausgeber
und Verlag große Sorgfalt darauf verwandt
haben, dass diese Angabe **dem Wissensstand
bei Fertigstellung des Werkes** entspricht.
Für Angaben über Dosierungsanweisungen
und Applikationsformen kann vom Verlag jedoch keine Gewähr übernommen werden. **Jeder Benutzer ist angehalten,** durch sorgfälti-
ge Prüfung der Beipackzettel der verwendeten Präparate und gegebenenfalls nach Kon-
sultation eines Spezialisten festzustellen, ob
die dort gegebene Empfehlung für Dosierun-
gen oder die Beachtung von Kontraindikatio-
nen gegenüber der Angabe in diesem Buch
abweicht. Eine solche Prüfung ist besonders
wichtig bei selten verwendeten Präparaten
oder solchen, die neu auf den Markt gebracht
worden sind. **Jede Dosierung oder Applikation erfolgt auf eigene Gefahr des Benutzers.**
Autoren und Verlag appellieren an jeden Benutzer, ihm etwa auffallende Ungenauigkei-
ten dem Verlag mitzuteilen.

# Vorwort

»Das müssen wir beobachten, kommen Sie in einem halben Jahr wieder zur Untersuchung.« »Ich schreibe Ihnen was auf, das nehmen Sie zwei Wochen und dann sehen wir noch mal nach.« »Das muss operiert werden. Machen Sie am besten gleich morgen einen Termin in der XY-Klinik, die Überweisung bekommen Sie vorn an der Anmeldung.« Oft sind es vor allem solche Sätze, die nach dem Gespräch mit einer Ärztin oder einem Arzt in Erinnerung bleiben. Dazu kommen die unbeantworteten Fragen: »Wie gefährlich ist denn die Geschwulst, die Sie gefunden haben?« »Warum verschreiben Sie mir dieses starke Medikament, gibt es kein anderes, das weniger Nebenwirkungen hat?« »Warum soll ich sofort ins Krankenhaus – bin ich ein Notfall?«

Mit diesem Buch wollen wir möglichst viele Fragen beantworten, die sich bei der Diagnose »Myome in der Gebärmutter« stellen können: Welches die möglichen Ursachen sind, wann eine Behandlung notwendig ist, wie die Naturheilkunde helfen kann, was bei einer Schwangerschaft zu beachten ist, wann eine Operation unumgänglich ist und welche Verfahren üblich sind – das sind nur einige der Themen, über die Sie sich auf den folgenden Seiten informieren können.

Wenn Sie schon einen Blick ins Inhaltsverzeichnis geworfen haben, werden Sie sich vielleicht fragen, warum wir so unterschiedliche Therapien wie Hormonbehandlungen, Homöopathie, die Traditionelle Chinesische Medizin (TCM) und Operationen zur Entfernung der Gebärmutter zusammengepackt haben. Ganz einfach: Weil alle diese Therapien gut und wirksam sind, wenn sie im richtigen Moment und in der richtigen Dosierung eingesetzt werden. Naturheilkundliche Verfahren können die Wirkung der schulmedizinischen Therapien unterstützen und sind bei kleinen Myomen, die nur leichte Beschwerden bereiten, oft sogar ein gleichwertiger Ersatz. Einige Mittel können auch ohne medizinische Vorkenntnisse gefahrlos angewendet werden; sie helfen gut und sind nicht teuer.

In diesem Buch bekommen Sie die Informationen, die Sie brauchen, um die für Sie geeignete Behandlung auszuwählen und auch selbst etwas für Ihr Wohlbefinden zu tun. Nur in sehr seltenen Fällen ist ein Myom ein

Notfall, bei dem gleich gehandelt werden muss. Lassen Sie sich also zu keiner Therapie drängen und holen Sie im Zweifelsfall auch mehrere Meinungen ein, bevor Sie sich entscheiden.

Ein souveräner Behandler – egal, ob Arzt oder Heilpraktiker – kann damit leben, nicht als einziger um Rat gefragt zu werden. Er wird Sie von sich aus weiterverweisen, wenn er fachlich überfordert ist. Eine gute Therapeutin für Traditionelle Chinesische Medizin (TCM) – diese Spezialisierung ist auch unter Heilpraktikern häufig – wird Sie nur unter der Bedingung als Patientin übernehmen, dass Sie gleichzeitig bei einer Frauenärztin oder einem Frauenarzt in Behandlung sind.

Fachleute mit unterschiedlicher Ausbildung und Sichtweise können hervorragend zusammenarbeiten, wenn alle sich ihrer Verantwortung bewusst sind und ihre Grenzen kennen. Das zeigt zum Beispiel dieses Buch, das von einer Ärztin, einer Heilpraktikerin und einer Medizinjournalistin geschrieben wurde. Wenn Sie es vor dem nächsten Gespräch mit Ihrem Arzt lesen, hat er hinterher vielleicht ein paar Fragen. Dann sagen Sie ihm einfach, wie das Buch heißt.

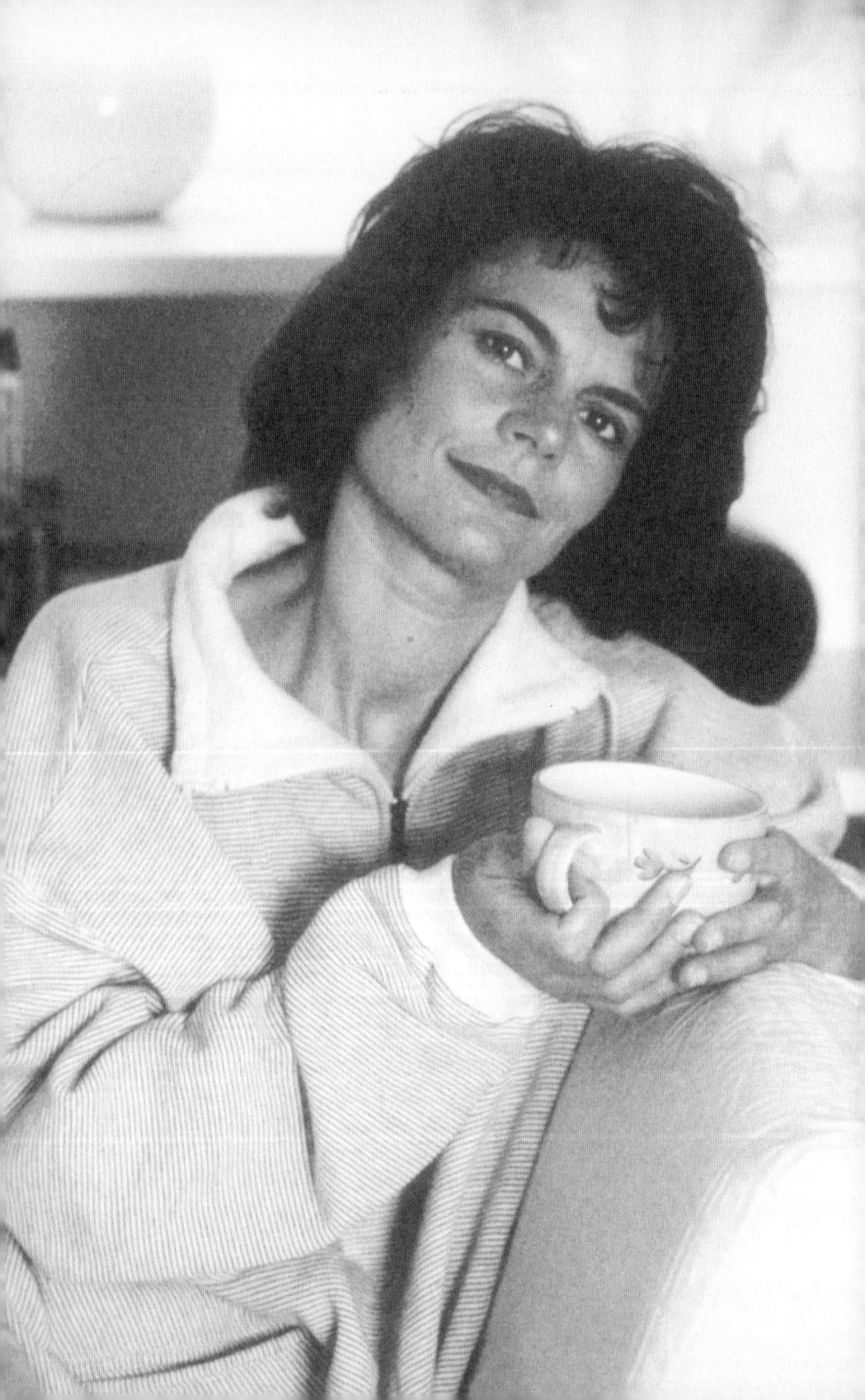

# Was sind Myome?

Das Wichtigste vorweg: Myome sind gutartig und entarten fast nie zu Krebs. Warum sie dennoch regelmäßig kontrolliert werden müssen, wie Myome überhaupt entstehen und was die möglichen Ursachen sind, steht in diesem Kapitel.

Myome sind Muskelfaserknoten, die aus dem natürlichen Verlauf der glatten Muskelfasern in der Gebärmutter ausgeschert sind und sich aufgeknäult haben. Der vollständige medizinische Fachausdruck heißt Leiomyome. An der Endung »-om« ist zu erkennen, dass es sich um eine gutartige Geschwulst handelt.

Myome kommen überwiegend bei Frauen zwischen 30 und 50 vor. Drei Viertel der Betroffenen wissen gar nichts davon. Oft werden Myome eher zufällig bei einer Tast- oder Ultraschalluntersuchung entdeckt. Deshalb gibt es auch keine genauen Zahlen über die Häufigkeit dieser Veränderung. In Westeuropa hat schätzungsweise jede dritte Frau über 30 mindestens ein Myom. Bei Afroamerikanerinnen kommen Myome bis zu dreimal häufiger vor, während Asiatinnen nur sehr selten Myome haben. Neben genetischen Faktoren spielen wahrscheinlich die jeweils unterschiedlichen Ernährungsgewohnheiten eine Rolle.

Bösartige Tumore können auch von den Binde- und Stützgeweben wie Muskulatur, Sehnen und Knochen ausgehen. Die medizinischen Bezeichnungen für solche Krebsgeschwülste enden auf »-sarkom«. Es gibt auch bösartige Tumore der Gebärmuttermuskulatur (Leiomyosarkome), die aber extrem selten sind. Myome entarten fast nie zu Krebs. Das statistische Risiko beträgt 1:10 000, ist also verschwindend gering. Trotzdem sind regelmäßige Kontrollen notwendig (Seite 18). Denn nur dann ist wirklich jedes Risiko ausgeschlossen, dass eine gefährliche Veränderung zu spät entdeckt wird.

## Der Aufbau der Gebärmutter

Die Gebärmutter (Fachausdruck: Uterus) besteht aus drei Schichten: Ganz innen ist die Schleimhaut (Endometrium), die das Bett für eine mögliche Schwangerschaft bildet. Sie baut sich jeden Zyklus neu auf und blutet mit der Menstruation ab, wenn sich keine befruchtete Eizelle eingenistet hat.

Die mittlere Schicht besteht aus spiralig gewundenen Muskelfasern, die vom Dach der Gebärmutter (Fundus) zum Gebärmutterhals (Zervix) ziehen. Die Anordnung in Spiralzügen ist wichtig für den Geburtsvorgang: So kann die Kraft, die durch die Wehen entsteht, optimal genutzt werden.

Außen ist die Gebärmutter von einer dünnen Schicht Bauchfell überzogen. Es fungiert u. a. als »Puffer« zwischen den Organen im Bauchraum. So kann zum Beispiel der Darm mit seinen Bewegungen während der Verdauungsvorgänge über die Gebärmutter gleiten, ohne, dass wir etwas davon merken. Verwachsungen nach Operationen, etwa zwischen der Gebärmutter und dem Darm, beeinträchtigen die Verschieblichkeit der Organe. Dann kann es durch Darmbewegungen, besonders bei Blähungen, zu ausgeprägten Druckgefühlen und Schmerzen an der Gebärmutter kommen. Der Gebärmutterhals ist nicht von Bauchfell umgeben, sondern durch eine Bindegewebsschicht mit den umliegenden Organen (Blase und Enddarm) verbunden.

Die Gebärmutter wiegt zwischen 50 und 80 Gramm, bei Frauen, die bereits entbunden haben, eher etwas mehr. In der Schwangerschaft vergrößert sich die Muskelmasse der Gebärmutter auf ein Kilo! Die Rückbildung innerhalb von wenigen Wochen nach der Geburt auf unter 100 Gramm ist eine fantastische Leistung des Körpers.

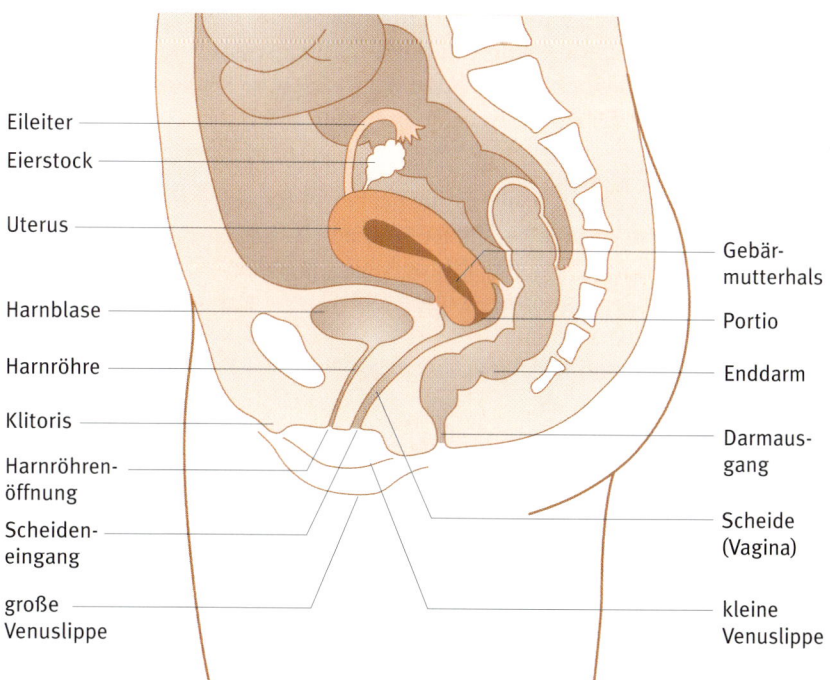

Eileiter

Eierstock

Uterus

Gebär-
mutterhals

Portio

Harnblase

Harnröhre

Enddarm

Klitoris

Darmaus-
gang

Harnröhren-
öffnung

Scheiden-
eingang

Scheide
(Vagina)

große
Venuslippe

kleine
Venuslippe

Abb. 1: Querschnitt durch den Unterleib

## Wie Myome entstehen

Myomkeime sind stecknadelkopfgroße Muskelknötchen, die sich bei sehr vielen Frauen feststellen lassen. Warum diese Keime bei der einen Frau wachsen und bei der anderen nicht, ist noch ungeklärt. Als wahrscheinlich gilt jedoch, dass bestimmte Faktoren an der Entstehung von Myomen zumindest beteiligt sind.

Einer der möglichen Auslöser ist **ein Übermaß an Östrogenen**. Diese Gruppe der weiblichen Sexualhormone ist bei Frauen im gebärfähigen Alter vor allem in der ersten Zyklushälfte aktiv. In der zweiten Zyklushälfte überwiegen die Gestagene. Diese Gruppe von Hormonen entstammt vor allem dem Gelbkörper, der sich nach dem Eisprung bildet. Wenn die Fruchtbarkeit langsam nachlässt – diese Phase beginnt um das 35. Lebensjahr, bei manchen Frauen auch später –, bleiben der Eisprung und damit die Bildung des Gelbkörpers gelegentlich aus. Dann sind weniger Gestagene vorhanden als sonst, und es kommt zu einem Überangebot an Östrogenen, das zum Wachstum von Myomen beitragen kann.

Auch während einer Schwangerschaft sind die Östrogenspiegel im Blut sehr hoch. Vorhandene Myome können dann explosionsartig wachsen. Das ist jedoch nicht bei allen Frauen der Fall – eine Erklärung für dieses Phänomen gibt es bisher nicht.

Eine wichtige Rolle spielt auch die Ernährung. Ein hoher Anteil von tierischem Eiweiß in Verbindung mit tierischem Fett begünstigt das Wachstum von Myomen. Einige Fachleute sind der Meinung, dass der Organismus vermehrt Ablagerungen, Zysten und gutartige Muskelgeschwülste bildet, wenn der Stoffwechsel das tierische Eiweiß aus der Nahrung nicht mehr verarbeiten kann. Für diese These spricht, dass bei Japanerinnen, die sich auf traditionelle Art ernähren (viel Reis und Sojaprodukte, wenig Milch und Fleisch), nicht nur das Brustkrebsrisiko, sondern auch die Häufigkeit von Myomen sehr gering ist. Hinzu kommt: Produkte aus Massentierhaltung (vor allem Hühner- und Kalbfleisch) sind häufig mit Östrogenen belastet, weil für die Mast auch Hormonpräparate eingesetzt werden. So klein die Mengen auch sein mögen – eine regelmäßige Zufuhr kann auf Dauer Störungen im Organismus zur Folge haben.

Als wahrscheinlich gilt außerdem, dass auch seelische Faktoren zur Entstehung von Myomen beitragen können. Besonders häufig werden ein nicht erfüllter Kinderwunsch oder das Leiden an anderen verdrängten Lebensträumen mit Myomen in Verbindung gebracht. Eine Zeit lang galten

Myome als klassische Störung bei »intellektuellen Karrierefrauen um die 35«. Die größere Häufigkeit in dieser Gruppe hat aber sicher auch damit zu tun, dass Frauen mit höherem Bildungs- und Lebensstandard insgesamt öfter zu Vorsorgeuntersuchungen gehen. Das gilt einmal mehr für diejenigen, die mit Mitte 30 eine Schwangerschaft planen.

Myome können einen psychosomatischen Hintergrund haben, aber das ist keineswegs zwingend. Wie jede Gesundheitsstörung ist die Diagnose »Myome« eine Aufforderung, sich mit der eigenen Gesundheit – und dazu gehört auch das seelische Befinden – auseinanderzusetzen. Wenn Sie das in Ruhe getan haben und kein ungelöster seelischer Konflikt zutage gekommen ist, verlassen Sie sich auf Ihr Gefühl und grübeln Sie nicht unnötig, was Ihr Körper »Ihnen sagen möchte«.

# Wann eine Behandlung nötig ist

Die meisten Myome treten bei Frauen Ende 30 in Erscheinung, werden eher zufällig bei einer Vorsorgeuntersuchung entdeckt und verursachen keine oder nur geringe Beschwerden, sodass eine Behandlung normalerweise nicht nötig ist. In den Wechseljahren können Myome wegen des Überangebots an Östrogenen (Seite 14) vorübergehend an Größe zunehmen, nach der Menopause (Ende der Monatsblutungen) schrumpfen sie von allein.

Ein »Muss« sind auf jeden Fall die regelmäßigen frauenärztlichen Kontrolluntersuchungen (Seite 18). Bei sehr starken Blutungen sollte zusätzlich der Hämoglobinwert (Farbstoff der roten Blutkörperchen, oft fälschlich als »Eisenwert« bezeichnet) kontrolliert werden.

Eine Behandlung ist nötig:

- wenn die Myome schnell wachsen,
- wenn sie überstarke Blutungen verursachen (mehr als vier bis fünf große Tampons oder dicke Binden pro Tag),
- wenn als Folge der starken Blutungen eine Anämie auftritt,
- wenn Sie schwanger werden möchten und es »spontan« nicht klappt.

Es gibt ein breites Spektrum von Therapiemöglichkeiten – die wichtigsten sind in den folgenden Kapiteln beschrieben. Beraten Sie sich mit Ihrer Frauenärztin oder Ihrem Frauenarzt und lassen Sie sich eine Behandlung empfehlen. Wenn der Vorschlag Sie nicht überzeugt oder Sie unsicher sind, scheuen Sie sich nicht, eine zweite Meinung einzuholen.

# Die verschiedenen Arten von Myomen

Myome können einzeln (Solitärmyome) oder zu mehreren vorkommen. Eine Gebärmutter mit mehreren Myomen wird auch als Uterus myomatosus bezeichnet und kann 400 Gramm oder noch mehr wiegen (Normalgewicht: bis ca. 80 Gramm). Allerdings haben viele Frauen trotz einer deutlich vergrößerten Gebärmutter keine Beschwerden. Das kommt daher, dass die Organe im Bauchraum verschiebbar sind (Seite 12). Schließlich hat auch ein Baby von acht Pfund und mehr Gewicht Platz in der Gebärmutter, ohne dass größere Probleme auftreten. Ein sehr großer Uterus myomatosus lässt sich manchmal als feste Masse unterhalb des Nabels von außen fühlen. Die Größe kann sich im Verlauf des Zyklus verändern.

Myome werden nach ihrer Lage zu den drei Schichten der Gebärmutter unterschieden; es gibt außerdem zwei Sonderformen (Seite 17 und 18).

**Submuköse Myome** liegen direkt unter der Schleimhaut (Endometrium) welche die Gebärmutter innen auskleidet. Durch das Vorbuckeln der Schleimhaut wird deren Oberfläche vergrößert und das Myom selbst erschwert das Zusammenziehen der Muskelfasern, die unter der Schleimhaut liegen. Symptom dieser Myomart sind daher meist verstärkte

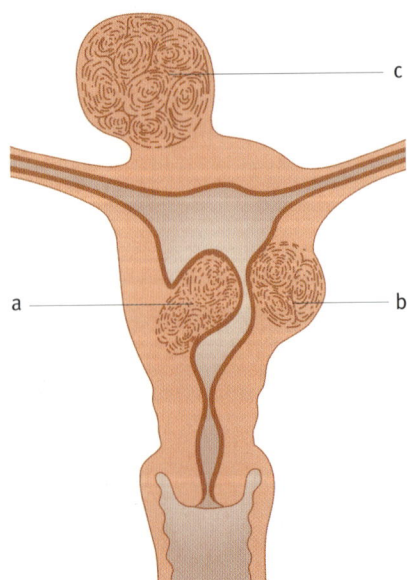

Abb. 2: Gebärmutter mit Myomen
a – submuköses Myom
b – intramurales Myom
c – subseröses Myom

Menstruationsblutungen. Submuköse Myome werden auch für Störungen in der frühen Schwangerschaft verantwortlich gemacht. Als wahrscheinlich gilt, dass sie die Einnistung einer befruchteten Eizelle an dem optimalen Platz in der Gebärmutterhöhle erschweren. Mögliche Folgen dieser Störung sind eine frühe Fehlgeburt in den ersten drei Monaten der Schwangerschaft sowie Unregelmäßigkeiten bei der Anlage des Mutterkuchens (Placenta praevia, Seite 66).

Wenn Myome sehr tief sitzen, zum Beispiel in der Nähe oder sogar innerhalb des Gebärmutterhalses (Zervix), und sehr dicht unter dem Endometrium wachsen, können sie sich so weit in die Gebärmutterhöhle vorneigen, dass sie zum Schluss wie an einem Stiel in den Gebärmutterhals hineinhängen oder sogar aus dem Muttermund herausgucken. Diese Sonderform wird als Myom in statu nascendi (»beim Absteigen«) bezeichnet.

Kleinere submuköse Myome können oft bei einer Gebärmutterspiegelung von innen entfernt werden (Seite 19). Mit der Technik der Hysteroskopie kann z. B. der Stiel eines Myoms in statu nascendi elektrisch oder mit Laser verödet werden und das Myom dann »abgepflückt« werden.

**Intramurale Myome** liegen tief in der Muskelschicht des Uterus. Solange sie klein sind, stören sie oft wenig, mit der Zeit kann jedoch die Menstruation schmerzhafter werden. Der Grund: Das Myom behindert die Kontraktionen der Gebärmutter beim Abbluten der Schleimhaut. Um das auszugleichen, ziehen sich die Muskelfasern in der Nähe des Myoms umso stärker zusammen und dadurch entstehen die Schmerzen.

Wenn intramurale Myome stark wachsen, vergrößert sich auch die gesamte Gebärmutter und damit die Schleimhautoberfläche. Die Periode wird dann stärker und dauert oft auch länger, weil die Myome das Zusammenziehen und damit das Verschließen der Blutgefäße, die zum Endometrium führen, stören.

**Subseröse Myome** liegen nahe der Oberfläche der Gebärmutter unter dem Bauchfellüberzug. Normalerweise stören sie nicht und bereiten auch in der Schwangerschaft meist wenig Probleme. Sie können jedoch stark wachsen und dann Beschwerden auslösen. Bei extremer Größe drücken sie unter Umständen auf die Blase und verringern ihre Kapazität. Dann passt weniger Urin hinein und die Frau muss häufiger »laufen«.

Gelegentlich werden subseröse Myome auch für Verstopfung verantwortlich gemacht, weil sie angeblich auf den Darm drücken. Das ist jedoch unwahrscheinlich – dass der Darm sehr beweglich ist und auch großem Druck ausweichen kann, zeigt sich spätestens in einer Schwangerschaft.

**Gestielte Myome** sind eine Sonderform der subserösen Myome. Sie wachsen aus der Gebärmutter heraus und pendeln an einem Stiel, in dem Blutgefäße zur Ernährung des Myoms verlaufen, auf der Oberfläche des Uterus. Diese Myome bereiten normalerweise keinerlei Beschwerden. Durch die Bewegungen des Darms können sie aber um sich selbst gedreht werden. Dann werden die ernährenden Blutgefäße abgeknickt und die Muskelfasern sterben ab. So eine Muskelnekrose ist sehr schmerzhaft. Meist wird das Myom dann schnell entfernt.

# Die üblichen Untersuchungen der Gebärmutter

Die meisten Myome werden eher nebenbei bei einer routinemäßigen Krebsvorsorgeuntersuchung entdeckt. Gelegentlich kommen Frauen zu ihrer Ärztin oder ihrem Arzt, weil die Regelblutung immer stärker wird. Andere Beschwerden sind seltener der Anlass.

Die Gebärmutter wird auf unterschiedliche Arten untersucht. Bei der bimanuellen (»beidhändigen«) **Tastuntersuchung** tastet die Ärztin mit einem oder zwei Fingern einer Hand die Gebärmutter von der Scheide her ab und schiebt sie leicht nach oben. Mit der anderen Hand bestimmt sie von außen, vom Bauch her, die Größe des Organs. Veränderungen durch Myome (Vergrößerung, Unregelmäßigkeit der Form) fallen bereits bei dieser Untersuchung auf.

Um festzustellen, ob die getasteten Knubbel zur Gebärmutter gehören oder vielleicht Eierstockzysten sind, wird ein **Ultraschall der Beckenorgane** vorgenommen, und zwar von der Scheide aus. Dazu führt die Ärztin eine Ultraschallsonde in die Scheide und platziert sie direkt vor dem Muttermund. Das ist für die Frau nicht unbedingt angenehm; doch nur so kann die Gebärmutter ausgemessen werden, ohne dass andere Organe das Bild verzerren. Bei einer Untersuchung von außen, vom Bauch her, liegen Darm und Bauchdecken zwischen Schallsonde und Uterus. Das erschwert die Sicht – vor allem, wenn der Darm mit Luft gefüllt ist.

Auch die späteren Kontrolluntersuchungen im Abstand von sechs bis zwölf Monaten erfolgen per Ultraschall. So lässt sich am sichersten feststellen, ob und wie schnell die Myome wachsen und ob sich ihre Form verändert. Bei kleinen Myomen kommt es vor, dass sie weder beim Abtasten noch im Ultraschallbild auffallen. Manchmal werden sie als Zufallsbefunde entdeckt, wenn zum Beispiel wegen des Verdachts auf eine Eileiterschwangerschaft eine Bauchspiegelung vorgenommen wird oder bei einer Schnittentbindung.

## Untersuchungen unter Narkose

Bei überstarken Menstruationsblutungen mit klumpigem Blut und verlängerter Blutungsdauer ist der nächste Schritt der Diagnostik eine **Gebärmutterspiegelung** und/oder eine **Ausschabung** (Seite 27). In seltenen Fällen sind Blutungsveränderungen ein Symptom für Krebs der Gebärmutterschleimhaut. Diese bösartige Erkrankung sollte sicher ausgeschlossen sein, bevor eine Behandlung begonnen wird.

### Die Gebärmutterspiegelung (Hysteroskopie)

Mit diesem Verfahren kann die Gebärmutter von innen untersucht werden, ohne dass ein Schnitt vorgenommen werden muss. Auch das Abtragen von Myomen, die direkt unter der Schleimhaut sitzen (submuköse Myome, Seite 16) und andere kleine Eingriffe können auf diese Art erfolgen. Eine rein diagnostische Hysteroskopie kann in Lokalbetäubung erfolgen. Sie dauert fünf bis zehn Minuten und wird meist ambulant durchgeführt. Steht bereits vorher fest, dass eine Operation folgt, wird eine Vollnarkose gegeben. So sind Bewegungen der Patientin ausgeschlossen und das Verletzungsrisiko bleibt gering. Eine Operation per Hysteroskopie kann je nach Befund bis zu zwei Stunden dauern. Für diesen Eingriff müssen die Operateure speziell ausgebildet sein und sie brauchen ein besonderes Instrumentarium. Die operative Hysteroskopie wird deshalb nicht an allen Kliniken durchgeführt.

**Was bei dem Eingriff geschieht** Sobald die Narkose wirkt, führt der Operateur ein kleines Röhrchen mit einer Fiberoptik und einer Leitung für Gas oder Flüssigkeit in den Muttermund. Auf das Hysteroskop kann zusätzlich eine Kamera aufgesetzt werden, um das Bild auf einen Monitor zu übertragen. Dann wird die Uterushöhle mit Gas oder einer speziellen Lösung entfaltet, um eine bessere Sicht zu bekommen. Bei der Untersuchung wird zum Beispiel darauf geachtet, ob die Schleimhaut durch Myome vorgebuckelt ist und wie gleichmäßig sie aufgebaut ist. Polypen, submuköse Myome und andere Veränderungen können ebenfalls festgestellt und (bei einer operativen Hysteroskopie) sofort mit einer Elektroschlinge entfernt werden.

Meist folgt auf die Begutachtung der Schleimhaut eine Probenentnahme über das Hysteroskop oder durch eine Ausschabung (Seite 27). Die Probe wird anschließend zur Begutachtung unter dem Mikroskop eingeschickt. So kann eine Krebserkrankung mit der größtmöglichen Sicherheit ausgeschlossen werden. Da das Gewebe angefärbt und präpariert werden muss, dauert es einige Tage, bis ein Befund vorliegt.

Eine Hysteroskopie sollte im Idealfall zwischen dem Ende der Menstruationsblutung und dem Eisprung (7.–14. Zyklustag) durchgeführt werden. Die Menstruationsblutung würde die Sicht behindern, nach dem Eisprung könnte ein eventuell befruchtetes Ei bei der Einnistung gestört werden.

## Die Bauchspiegelung (Laparoskopie)

Mit der Bauchspiegelung können viele Untersuchungen und kleine Eingriffe auf wenig belastende Art durchgeführt werden. Die Laparoskopie wird zum Beispiel vorgenommen, um bei Frauen mit unerfülltem Kinderwunsch die Durchgängigkeit der Eileiter zu prüfen. Der Eingriff geschieht unter Vollnarkose: Über einen ca. ein Zentimeter langen Schnitt am unteren Pol des Bauchnabels wird zunächst der Bauchraum mit $CO_2$-Gas gefüllt. Das schützt die innen liegenden Organe (vor allem Darm und Blutgefäße) vor Verletzungen, wenn anschließend eine Führungshülse für eine Optik mit einem Lichtkabel eingebracht werden. Anschließend werden bis zu drei Einstiche im Bereich der Schamhaargrenze vorgenommen (die Narben sind später nicht zu sehen), über die dann Führungshülsen für Instrumente wie Scheren, Zangen und Nadelhalter in den Bauch gesetzt werden können.

Wenn die Eileiter nicht durchgängig sind, liegt das häufig an Verklebungen, die bei früheren Entzündungen entstanden sind. Manchmal genügt bereits das Durchspülen mit der Farblösung, die für die Untersuchung verwendet wird, um zarte Verklebungen zu lösen. Eine andere mögliche Ursache sind Myome, die die Eileiter zusammendrücken oder ihre Einmündung verschieben. Dann muss in einer weiteren Operation eine Myomenukleation (Seite 32) vorgenommen werden, in seltenen Fällen ist sogar eine Verpflanzung des Eileiters notwendig, damit es zu einer Schwangerschaft kommen kann.

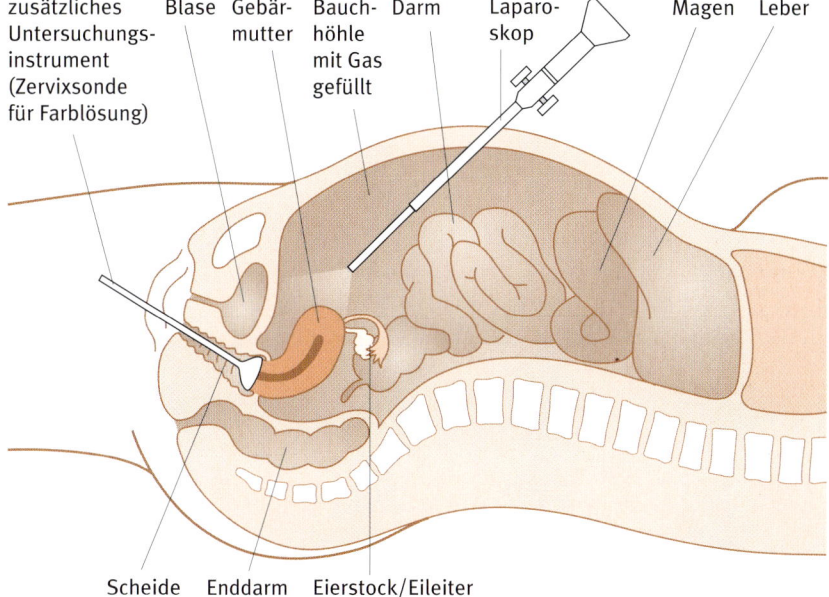

zusätzliches Untersuchungsinstrument (Zervixsonde für Farblösung) · Blase · Gebärmutter · Bauchhöhle mit Gas gefüllt · Darm · Laparoskop · Magen · Leber

Scheide · Enddarm · Eierstock/Eileiter

Abb. 3: Bauchspiegelung (Laparoskopie)

Bei einer Laparoskopie kommt es selten zu ernsten Komplikationen. Viele Frauen haben danach muskelkaterähnliche Schmerzen im Schultergürtel. Sie kommen daher, dass beim Aufblähen des Bauchs Zwerchfellnerven gereizt wurden und verschwinden nach zwei bis vier Tagen von alleine. Mit einem angewärmten Kirschkernkissen oder einer Wärmflasche unter dem Nacken können Sie sich Linderung verschaffen.

## Operation zum Zugucken

Die Gebärmutter- oder Bauchspiegelung wird während der Operation auf einen Bildschirm übertragen. Zur Dokumentation werden häufig Fotos oder sogar Videosequenzen mitgeschnitten. Ich finde es durchaus sinnvoll, den Patientinnen diese Bilder in der anschließenden Besprechung zu zeigen. So lässt sich die Diagnose viel besser vermitteln, als wenn ein Arzt lediglich beschreibt, was er bei der Untersuchung gesehen hat.

In den USA geht der Trend dahin, Hysteroskopien in Lokalbetäubung durchzuführen und bei Bauchspiegelungen lediglich die Rückenmarksnerven zu betäuben (Periduralanästhesie, PDA). Dann können die Patientinnen, wenn sie das wollen, am Bildschirm zusehen. In Europa ist dieses Vorgehen bisher aber noch die Ausnahme. D.S.

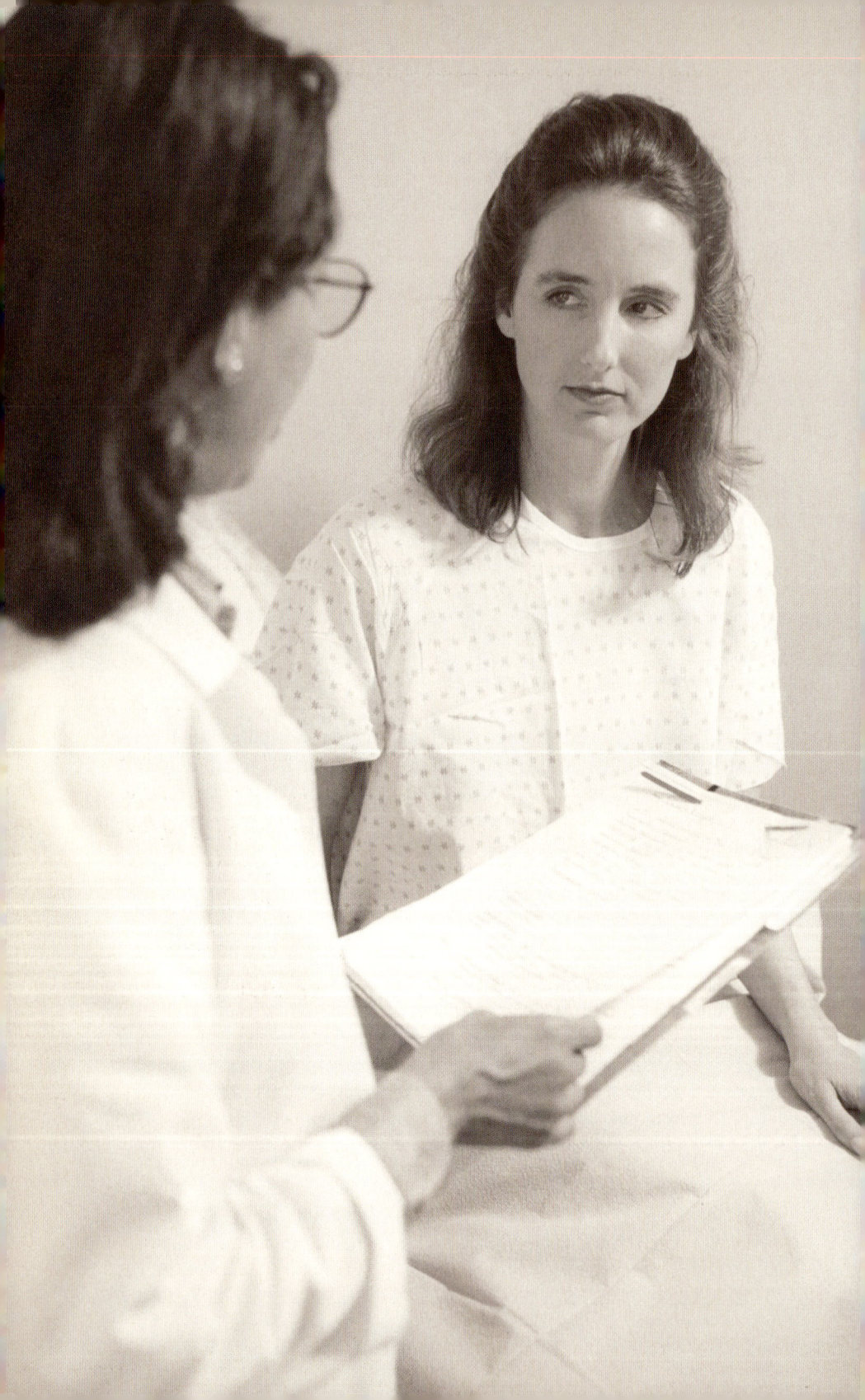

# Wie Myome be- handelt werden

Wenn Myome Beschwerden bereiten oder stark wachsen, ist eine Behandlung notwendig. Es gibt unterschiedliche Möglichkeiten, von Medikamenten bis zur Operation. Hier die gängigen Verfahren mit ihren Vor- und Nachteilen.

# Hormontherapien gegen Blutungen und weiteres Wachstum

Es gibt verschiedene Hormonpräparate, die auch unterschiedlich eingesetzt werden. Eine Neuheit ist ein Gestagenimplantat, das in die Haut eingepflanzt wird.

## Die Behandlung mit Gestagenen

Das Wachstum von Myomen wird durch Östrogene gefördert. Natürliche Gegenspieler dieser Hormone sind die Gestagene, die in der zweiten Zyklushälfte überwiegen. Deshalb macht es Sinn, die Gestagene zu stärken: Ein Gestagenpräparat kann das Wachstum der Myome stoppen, die Blutungsstärke nimmt ab. Oft wird als erste Stufe der Behandlung eine gestagenbetonte »Pille« verordnet. Ein reines Gestagenpräparat wird nach dem Eisprung eingenommen, z. B. vom 15. bis zum 25. Zyklustag. Reicht die Wirkung nicht aus, kann der Einnahmezeitraum im Zyklus verlängert werden. Im allgemeinen werden Gestagene gut vertragen. Nebenwirkungen, die manchmal vorkommen können, sind Brustspannen, ein Gefühl des Aufgeschwemmtseins, Stimmungsschwankungen und Kopfschmerzen.

## Die »Hormonspirale« und das Gestagenimplantat

Eine relativ neue Sonderform der Behandlung mit Gestagenen ist vor allem ein Verhütungsmittel: Die »Hormonspirale« Mirena®, auch als **Intrauterinsystem (IUS)** bezeichnet, gibt kontinuierlich geringe Mengen von Gestagenen an die Gebärmutter ab. Diese Hormongabe hat unter anderem den Effekt, dass sich nur noch eine dünne Schleimhautschicht aufbaut. Dadurch verringert sich auch die Blutungsstärke: Einige Monate nach dem Einsetzen der Spirale haben die meisten Frauen nur noch Schmierblutungen, die etwa drei Tage anhalten. Die Blutung kann auch ganz ausbleiben.

Das IUS ist für fünf Jahre wirksam. Die Spirale und das Einsetzen kosten insgesamt rund 600 Mark (Empfehlung vom Berufsverband der Frauenärzte), die normalerweise von den Frauen selbst bezahlt werden müssen. Eine preiswerte Pille kostet für denselben Zeitraum aber etwa ebenso viel.

Das Einsetzen der Spirale kann schmerzhaft sein, weil sie wegen der Hormondepots im Mittelteil breiter ist als die herkömmlichen Modelle.

Durch Ohrakupunktur 20 Minuten vor dem Einsetzen können Ärztinnen und Ärzte, die sich damit auskennen, den Schmerz dämpfen. Das IUS ist nicht geeignet für Frauen mit ausgeprägter zyklusabhängiger Migräne. Das gilt besonders, wenn der Kopfschmerz immer in der zweiten Zyklushälfte auftritt.

Ganz neu in Deutschland ist das **Gestagenimplantat,** ein Stäbchen mit Hormondepot, das mit einem kleinen Schnitt (0,5 Zentimeter in örtlicher Betäubung) ins Unterhautfettgewebe des Armes eingesetzt wird. Implanon® ist ein Verhütungsmittel auf Gestagenbasis mit dem »Nebeneffekt«, dass die Regelblutung schwächer wird oder ganz ausbleibt. In einigen anderen europäischen Ländern und in den USA ist das Implantat bereits seit einigen Jahren im Handel. Wie das IUS wirkt es drei Jahre lang, dann muss es unbedingt entfernt werden. Denn die Reste im Hormondepot, die jetzt noch abgegeben werden, reichen nicht mehr aus, um eine Schwangerschaft zu verhüten. Außerdem verlangsamt die geringe Hormongabe den Transport einer befruchteten Eizelle im Eileiter, sodass es zu einer Eileiterschwangerschaft kommen kann.

Das Implantat ist geeignet für Frauen, die ein niedrig dosiertes Hormonpräparat gegen überstarke Blutungen und/oder zur Verhütung möchten und die absolut regelmäßige Einnahme einer Minipille vielleicht nicht richtig einhalten können. Da das Implantat kontinuierlich Hormone abgibt, wird die Wirkung bereits mit sehr geringen Mengen erreicht: Die Tagesdosis beträgt nur noch etwa ein Siebtel bis ein Fünftel von dem Gestagengehalt der Minipille – das gilt auch für das IUS.

Beide Produkte sind auch für Raucherinnen über 35 geeignet; da sie keine Östrogene enthalten, besteht auch kein erhöhtes Thromboserisiko. Wie bei jeder Hormontherapie sind regelmäßige Kontrolluntersuchungen bei der Frauenärztin oder beim Frauenarzt unbedingt notwendig.

## Die Hormonbehandlung mit GnRH-Analoga

Die »Gonadotrophic Releasing Hormone-Analoga« (GnRH-Analoga) wirken indirekt auf die Hirnanhangsdrüse, die als eine Art »Abteilungsleiterin« für den Hormonstoffwechsel zuständig ist. Sie registriert zum Beispiel die Konzentration der weiblichen Geschlechtshormone im Blut und regelt dementsprechend die Funktion der Eierstöcke.

Die GnRH-Analoga, die über einen Zeitraum von sechs Monaten bis zu einem Jahr verordnet werden, versetzen die Frau künstlich in die Zeit nach den Wechseljahren: Solange sie die Medikamente nimmt, hat sie keinen Monatszyklus, damit werden auch die Blutungsprobleme gestoppt, und die Myome schrumpfen. Wenn eine hysteroskopische Endometriumablation (Seite 29) vorgenommen werden soll, kann eine Vorbehandlung mit GnRH-Analoga den Eingriff erleichtern: Die Schleimhaut baut sich dann nicht mehr so hoch auf und ist leichter zu veröden.

Neben ihren positiven Effekten können die Präparate aber auch sehr unangenehme Wirkungen haben. Da der Hormonspiegel viel schneller abfällt, als es natürlicherweise der Fall ist, bekommen viele Frauen starke Wechseljahresbeschwerden wie zum Beispiel Hitzewallungen, Austrocknen der Haut und der Schleimhäute, Nachlassen der Libido (Lust auf Sex) und Stimmungsschwankungen. Diese Beschwerden vergehen, sobald das Präparat abgesetzt wird. Eine weitere Nebenwirkung der Präparate, der Verlust an Knochenmasse, ist dagegen nicht wieder rückgängig zu machen. Problematisch ist das vor allem für die Frauen, die ohnehin gefährdet sind, in späteren Lebensjahren an Osteoporose (Knochenbrüchigkeit) zu erkranken.

Die wichtigsten Risikofaktoren sind:

- Familiäre Vorbelastung: mehrere Frauen in der Familie (Mutter, Tanten, Großmütter) haben oder hatten die Krankheit; Merkmale sind zum Beispiel der »Witwenbuckel« und Knochenbrüche auch bei leichten Stürzen,
- schlanke Figur und zarter Knochenbau,
- »Sitzberuf« und auch in der Freizeit wenig Bewegung,
- Rauchen,
- Magersucht oder Bulimie (auch in der Vergangenheit),
- häufige einseitige Diäten.

Was Sie während einer Behandlung mit GnRH-Analoga für Ihre Knochengesundheit tun können:

● Gehen Sie nach Möglichkeit jeden Tag täglich für 20 bis 30 Minuten an die frische Luft. Unter dem Einfluss von Tageslicht und Sonnenstrahlen wird Vitamin $D_3$ in der Haut von seinen Vorstufen in seine Wirkform umgewandelt. Dieser Prozess, der auch bei schlechtem Wetter abläuft, ist die Voraussetzung dafür, dass Kalzium aus dem Darm für den Knochenaufbau zur Verfügung gestellt wird.

● Treiben Sie mindestens zweimal in der Woche Sport. Vor allem Training mit Gewichten hilft, dem Verlust von Knochensubstanz entgegenzuwirken. Ausdauersportarten bringen zwar nicht soviel für die Knochen-masse, halten aber Herz und Kreislauf fit.

● Ernähren Sie sich ausgewogen und kalziumreich. Gut für die Knochen sind zum Beispiel Milch und ihre Produkte, Grünkohl, Brokkoli, Mangold, Soja und seine Erzeugnisse, Mandeln, Haselnüsse und Sonnen-blumenkerne. Wenn Sie überwiegend Kantinen- und Fertiggerichte essen (müssen), nehmen Sie zu den Mahlzeiten ein gutes Vitamin- und Mine-ralstoffpräparat ein (z. B. OrthoOsteo®).

---

### Hormonbehandlung in den Wechseljahren?

Wenn die körpereigene Hormonproduktion nachlässt, wird den Myomen sozusagen die Nahrung entzogen: In den Wechseljahren werden sie klei-ner oder verschwinden ganz. Eine Behandlung mit Hormonpräparaten ge-gen starke Wechseljahresbeschwerden oder wegen einer familiären Vor-belastung für Osteoporose oder Herz-Kreislauf-Erkrankungen könnte die Myome jedoch wieder zum Wachsen bringen.

Wenn auch Ihnen eine »Hormonersatztherapie« (so der Fachausdruck) an geboten wird, überlegen Sie, ob die Vorteile der Behandlung für Sie so stark ins Gewicht fallen, dass Sie bereit sind, diesen Nachteil in Kauf zu nehmen. Wenn Sie unsicher sind, holen Sie eine zweite ärztliche Meinung ein. Einige Frauenärztinnen und Frauenärzte setzen bei Wechseljahresbe-schwerden auch Therapien und Präparate aus der Naturheilkunde ein.

---

# Kleine operative Eingriffe

Diese Eingriffe können zum Teil ambulant durchgeführt werden und er-fordern in der Regel auch keine lange Operationszeit.

## Das Ausschaben der Gebärmutterschleimhaut

Dieser Eingriff wird bei überstarken Blutungen vorgenommen, heute dient er jedoch vor allem der Diagnose. Bei einer Ausschabung kann die Ärztin oder der Arzt zum Beispiel feststellen, ob die Gebärmutterhöhle glatt ist oder ob submuköse Myome (Seite 16) ihre Form verändert haben. In der Narkose sind die Bauchmuskeln ganz entspannt, die Gebärmutter lässt sich sehr gut abtasten, und die Größe der Myome lässt sich besser bestimmen.

Das ausgeschabte Gewebe wird zur histologischen Begutachtung geschickt. Dabei untersucht ein Spezialist angefärbte Zellen unter dem Mikroskop. Wenn sie sich als gutartig herausstellen, können die Blutungen mit einer Ballonverödung (Seite 28) oder einer Endometriumablation (Seite 29) behandelt werden – bei beiden Eingriffen bleibt die Gebärmutter erhalten. Werden bösartige Zellen oder Krebsvorstufen gefunden, ist eine Hysterektomie (Seite 73) unumgänglich.

Häufig wird der Eingriff ambulant durchgeführt, sodass die Frauen am selben Tag wieder nach Hause können. Zunächst wird der Gebärmuttermund auf ca. einen Zentimeter – also nur geringfügig – gedehnt (bei einer Geburt kann er sich bis zu zehn Zentimetern weit öffnen), dann schabt der Operateur mit einer Metallschlinge die oberen Schleimhautschichten aus. Das dauert insgesamt fünf bis zehn Minuten. Normalerweise wird eine kurze Vollnarkose gegeben, Lokalbetäubung ist ebenfalls möglich. Komplikationen, wie zum Beispiel Infektionen und Nachblutungen sowie Durchstoßen der Gebärmutter und Verletzungen anderer Organe, sind bei der Ausschabung extrem selten.

Eine Ausschabung hilft gegen überstarke Blutungen, meist aber nur für begrenzte Zeit: Da nur die oberen Schichten der Schleimhaut erreicht werden, wird die Blutung nach drei bis sechs Monaten oft wieder stärker. Lange Zeit war es üblich, bei überstarken Blutungen zwei- bis dreimal eine Ausschabung vorzunehmen, und wenn das keinen Erfolg brachte, die Gebärmutter zu entfernen. Heute ist dieses radikale Vorgehen nicht mehr nötig, weil es schonende Alternativen gibt.

## Die Ballonverödung der Gebärmutterschleimhaut

Eine ganz neue Methode ist die Ballonverödung des Endometriums. Dabei wird – ähnlich wie beim Einlegen einer »Spirale« – ein Ballon in die Gebärmutterhöhle eingeführt und mit Flüssigkeit gefüllt, bis er bei einem bestimmten Druck überall an der Wand anliegt. Dann wird die Flüssigkeit für acht Minuten auf knapp 90 °C erhitzt und so die Schleimhaut verödet. Nach Ablassen der Flüssigkeit wird der Ballon wieder entfernt. Der Eingriff kann unter Vollnarkose oder örtlicher Betäubung durchgeführt werden und dauert insgesamt ca. 20 Minuten. In einigen Kliniken ist eine ambulante Operation möglich: Die Patientinnen können am selben Tag wieder nach Hause, wenn sie sich anschließend etwa zwei Tage schonen. Ähnlich wie bei der Ausschabung, sind Komplikationen extrem selten.

Langzeitstudien zum Erfolg des Eingriffs liegen noch nicht vor. Befragungen von Patientinnen haben jedoch ergeben: 85 Prozent haben danach keine oder nur so schwache Blutungen, dass sie sich nicht mehr beeinträchtigt fühlen. Bei Frauen unter 35 kommt es nur selten zu einem völligen Stillstand der Blutungen, die meisten haben nach der Ballonverödung aber eine normal starke Blutung und sind damit zufrieden. In der Altersgruppe ab 45 kommt es bei jeder zweiten Frau zum Stillstand der Blutungen.

Eine Ballonverödung sollte nur vorgenommen werden, nachdem ein Krebsvorsorgeabstrich und eine Ausschabung keinen Hinweis auf bösartige Erkrankungen ergeben haben. Der Eingriff ist nicht möglich:

- bei Frauen mit Kinderwunsch,
- wenn die Gebärmutter zu groß ist (Binnenhöhe über 12 Zentimeter),
- bei Gebärmutterfehlbildungen,
- bei Wandschwächen der Gebärmutter nach einer Schnittentbindung,
- bei liegender Spirale,
- nach einer Endometriumablation,
- bei Gebärmutterkrebs und wenn Krebsvorstufen festgestellt wurden.

Geklärt werden muss auch die Frage der Kostenübernahme, bevor Sie sich für die Ballonverödung entscheiden. Die gesetzlichen Kassen zahlen bisher auf Antrag nur in Einzelfällen. Begründet wird das mit den noch fehlenden Langzeiterfahrungen und den hohen Kosten: Der verwendete Ballon ist nämlich Einmalmaterial und kostet pro Stück über 1000 Mark. Mit einer Bescheinigung Ihrer Frauenärztin oder Ihres Frauenarztes, aus der hervorgeht, dass durch diesen Eingriff in Ihrem Fall eine (viel teurere) Hysterektomie abgewendet werden kann, haben Sie jedoch eine gute Chance, die Kostenübernahme zu erreichen. Privatkassen zahlen den Eingriff auch so.

## Das »Verkochen« der Gebärmutterschleimhaut (Endometriumablation)

Überstarke Menstruationsblutungen, wie sie u. a. durch Myome ausgelöst werden, lassen sich durch eine Endometriumablation stoppen. Diese Operation kommt jedoch nur für Frauen in Frage, die keinen Kinderwunsch mehr haben. Die Gebärmutterschleimhaut wird elektrisch, neuerdings auch per Laser »verkocht«. Der Eingriff dauert 30 bis 60 Minuten und wird meist in Vollnarkose durchgeführt. Bei Narkoserisiken (Seite 98), ist auch eine Rückenmarksanästhesie (PDA) möglich.

---

### Gebärmutterinnenkrebs – wie hoch ist das Risiko?

Bei Frauen unter 50 ist eine Krebserkrankung der Gebärmutterschleimhaut sehr selten. Nach den Wechseljahren nimmt die Wahrscheinlichkeit zu; betroffen sind vor allem Frauen um das 60. Lebensjahr. Risikofaktoren sind starkes Übergewicht, Zuckerkrankheit, Kinderlosigkeit, Behandlung mit dem »Antihormon« Tamoxifen wegen einer Brustkrebserkrankung, Hormontherapie ausschließlich mit Östrogenen und der Beginn der Regelblutung (Menarche) vor dem 12. Lebensjahr. Bei Blutungsstörungen vor den Wechseljahren ist meist eine gutartige Veränderung (wie zum Beispiel Myome) die Ursache. Wenn eine Frau nach den Wechseljahren wieder Blutungen bekommt, ist das unter Umständen ein Anzeichen für eine Krebserkrankung der Gebärmutterschleimhaut. Häufig stellt sich jedoch die Behandlung mit einem Hormonpräparat gegen Wechseljahresbeschwerden, durch das sich die Schleimhaut wieder aufgebaut hat, als Ursache heraus.

---

Eine Erfolgsgarantie bietet die Endometriumablation nicht. Denn die Gebärmutterschleimhaut ist sehr regenerationsfähig, kann also nachwachsen. Außerdem ist es für den Operateur schwierig, alle Schleimhautzonen zu erreichen, wenn die Gebärmutterhöhle unregelmäßig geformt und die Wand durch Myome stellenweise eingedrückt ist. Insgesamt haben etwa 70 Prozent der operierten Frauen nach dem Eingriff deutlich schwächere oder gar keine Blutungen mehr. Er ist also eine Alternative zur Entfernung der Gebärmutter, wenn diese Operation wegen überstarker Blutungen erwogen wird.

So risikolos, wie Mediziner anfangs dachten, ist die Endometriumablation leider nicht: Möglich sind zum Beispiel Verletzungen der Gebärmutterwand und angrenzender Organe, wenn für das Verkochen eine Elektroschlinge verwendet wird. Ein weiteres Problem: Bei der Operation muss die Gebärmutterhöhle mit Salzlösung gefüllt werden, damit sie sich entfaltet und austretendes Blut weggespült werden kann. Dazu ist ein gewisser Druck nötig. Bei längerer Operationsdauer oder zu hohem Druck kann über geöffnete Gefäße zu viel von der Lösung in den Kreislauf übertreten und zur Flüssigkeitsüberladung des Körpers führen.

Das belastet Herz und Lunge, aber auch andere Organe können durch die Verschiebung von Blutmineralstoffen (Elektrolyten) beeinträchtigt werden. Im schlimmsten Fall ist diese Störung lebensbedrohlich, wenn sie nicht rechtzeitig bemerkt und gleich behandelt wird. Deshalb soll der Eingriff nur in solchen Kliniken vorgenommen werden, wo die Patientin in der Narkose engmaschig überwacht und im Notfall gleich auf einer Intensivstation behandelt werden kann. Hinzu kommt, dass für eine Endometriumablation spezielle, teure Instrumente notwendig sind. Deshalb wird sie nicht an allen Kliniken durchgeführt.

## Die Myomenukleation

Mit diesem Verfahren, das in den letzten Jahren noch erheblich verbessert wurde, können Myomknoten gezielt entfernt werden, ohne dass Schäden an der Gebärmutter zurückbleiben – viele Frauen haben danach ohne Komplikationen ein Kind ausgetragen. Je nach Anzahl, Lage und Größe der Myome wird unterschiedlich vorgegangen: Subseröse (Seite17) und intramurale Myome (Seite 17) können durch einen kleinen, ca. fünf Zentimeter langen Bauchschnitt oder im Rahmen einer Bauchspiegelung (Laparoskopie, Seite 20) entfernt werden, innen liegende Myome (submuköse Myome, Seite 16) bei einer operativen Hysteroskopie (Seite 19). Da Myome eine kugelige Struktur haben, die sich von der umliegenden Gebärmutterwand meist deutlich abhebt, lassen sie sich normalerweise leicht herauslösen. Die Lasertechnik und moderne Instrumente machen ein nahezu unblutiges Herausschälen möglich. Bei der Operation werden heute zum Beispiel Scheren verwendet, die schon beim Schneiden die Blutgefäße mit bipolarem Strom oder Ultraschall wieder verschließen.

Der **Bauchschnitt** wird in der Schamhaargrenze angelegt, sodass er später kaum zu sehen ist. Dann wird die Bauchdecke in Etagen eröffnet, die Gebärmutter wird angehoben und über dem Myom eingeschnitten. Wenn die Trennschicht zwischen Myom und normaler Uteruswand erreicht ist, kann der Operateur das Myom aus seinem Bett herauslösen. Danach schließt er die Gebärmutterwand über dem Myombett mit speziellen Fäden, die sich nach dem Verheilen der Wunde selbst auflösen.

Derselbe Eingriff kann auch durch eine Laparoskopie erfolgen. Größere Myome, die nicht »durchs Schlüsselloch« herausgezogen werden können, werden im Bauch zerteilt und dann stückchenweise entfernt. Vorteile der Laparoskopie sind die kleinen Narben und die entsprechend schnellere Wundheilung, der Nachteil ist, dass manchmal eine deutlich längere Narkosezeit notwendig ist.

## Was nach dem Eingriff wichtig ist

Diese Vorsichtsmaßnahmen gelten für alle hier vorgestellten kleineren Eingriffe:

Sie brauchen zwei bis drei Tage körperliche Schonung (Berufstätige werden je nach Belastung am Arbeitsplatz für drei bis sieben Tage krankgeschrieben).

Es dauert ca. 14 Tage, bis der Gebärmuttermund sich wieder geschlossen hat. Währenddessen ist das Risiko von Infektionen erhöht. Deshalb benutzen Sie in dieser Zeit bitte keine Tampons, baden und schwimmen Sie nicht (Duschen ist erlaubt) und verzichten Sie auf penetrativen Sex (Eindringen des Penis in die Scheide).

Es kann eine leichte Nachblutung auftreten, die drei bis 14 Tage anhält. Sollte sie stärker sein als eine normale Menstruation (fünf Binden in 24 Stunden), melden Sie sich bei Ihrer Frauenärztin oder Ihrem Frauenarzt!

Gehen Sie sofort zum Arzt, wenn Sie Fieber bekommen.

Etwa zehn Tage nach dem Eingriff ist es Zeit für die Nachuntersuchung bei Ihrer Gynäkologin. Inzwischen sollte auch der Befund der mikroskopischen Untersuchung vorliegen und die Ärztin wird ihn mit Ihnen besprechen. Bei dem Termin wird außerdem überprüft, ob alles gut verheilt ist und kein Infektionsrisiko mehr besteht – halten Sie ihn also unbedingt ein.

Nach einer Ballonverödung oder Endometriumablation wäre eine Schwangerschaft wegen der Verletzung der Gebärmutterschleimhaut risikoreich. Zwar ist die Wahrscheinlichkeit, nach einem solchen Eingriff schwanger zu werden, nur gering, dennoch sollten Sie vorsichtshalber weiterhin verhüten. Falls Sie sich für eine Sterilisation entscheiden, kann diese in der gleichen Narkose laparoskopisch (durch den Bauchnabel) vorgenommen werden.

Schwangerschaften nach einer Ausschabung verlaufen meist unkompliziert; nur bei Frauen, die mehr als zwei Ausschabungen hinter sich haben, können gelegentlich Probleme auftauchen.

Bei Einzelmyomen, die größer sind als sieben Zentimeter, ist ein Bauchschnitt günstiger, bei mehreren kleineren Myomen empfiehlt sich meist eine Laparoskopie. Die Eingriffe werden nicht an allen Kliniken durchgeführt – unter anderem deshalb, weil vor allem für die operative Laparoskopie ein spezielles Instrumentarium gebraucht wird.

Komplikationen nach Myomenukleationen sind selten. Bei manchen Frauen werden jedoch kurze Zeit nach der Operation erneut Myome diagnostiziert. Meist lässt sich dann nicht mehr feststellen, ob sich tatsächlich so schnell neue Myome gebildet haben oder ob diese bei dem ersten Eingriff noch so klein waren, dass sie kaum zu sehen waren.

Eine Myomenukleation kann mehrmals wiederholt werden und ist in jedem Alter möglich. Trotzdem wird Frauen, die keine Kinder (mehr) wollen und/oder über 40 sind, stattdessen oft eine Entfernung der Gebärmutter empfohlen. Das hat meist keine medizinischen Gründe, sondern liegt daran, dass viele Ärztinnen und Ärzte immer noch der Meinung sind, für eine Frau in diesem Alter sei die Gebärmutter »überflüssig«.

## Auf den Chirurgen kommt es an

Welche Art der Myomenukleation für Sie die Richtige ist, hängt nicht zuletzt vom Geschick und der Ausbildung der Ärzte ab, die Sie operieren. Einige Chirurgen sind geradezu Meister der »Schlüssellochoperation«. In meiner Studienzeit konnte ich einem solchen Kollegen assistieren, als er einer jungen Frau in einer vierstündigen Operation sieben Myome per Laparoskopie entfernte – das größte wog immerhin 233 Gramm. Sein Rekord lag bei 13 Myomen in einer Operation – und die Patientin hat danach ohne Komplikationen ein Kind ausgetragen. Andere Ärzte wiederum sind besonders erfahren im Umgang mit dem Laser, der bei Bauchschnitten besser eingesetzt werden kann, zum Beispiel zum »Verdampfen« von Myomen.

Eine Myomenukleation ist keine Notoperation. Sie haben also Zeit, sich in Ruhe nach einem geeigneten Krankenhaus umzusehen. In Kliniken, die sich auf Behandlung bei Unfruchtbarkeit spezialisiert haben, gibt es meist Operateure, die sich mit mikrochirurgischen Verfahren gut auskennen und auch in schwierigen Fällen noch einen Weg finden können, die Funktion der Gebärmutter zu erhalten. D.S.

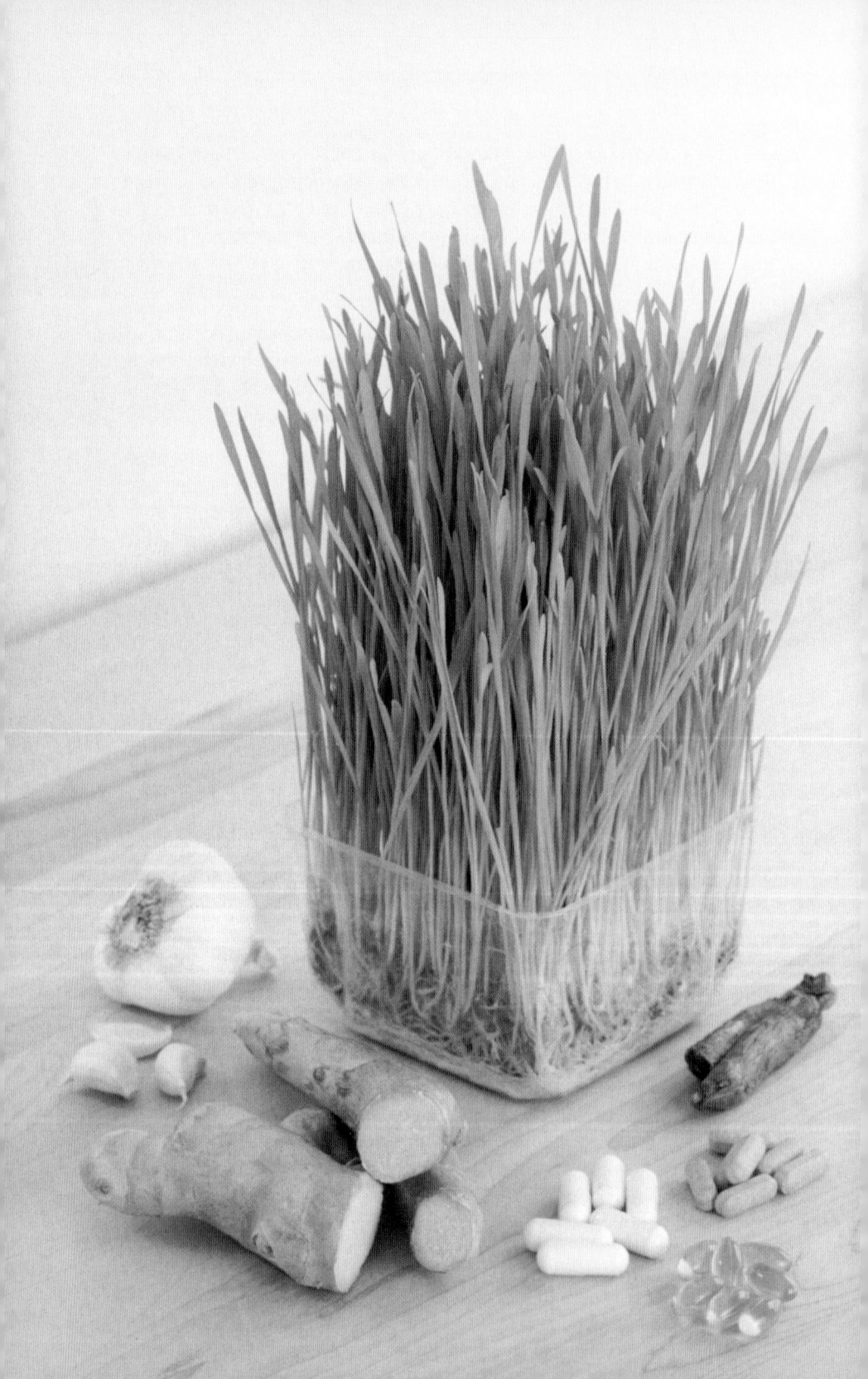

# So helfen Natur-heilverfahren

Eines gleich vorweg: Natur-heilkundliche Therapien können in vielen Fällen ohne bedenkliche Nebenwirkungen das weitere Wachstum von Myomen stoppen und die Beschwerden lindern. Sie sind jedoch keine Wundermittel und auch kein Ersatz für die regelmäßigen frauenärztlichen Kontrollen oder eine eventuell notwendige Operation.

Naturheilkundliche Verfahren kommen in Frage, wenn Sie kleine Myome haben und deren Wachstum stoppen möchten. Sie sind außerdem eine gute Lösung für Frauen kurz vor den Wechseljahren – dann erledigen sich einige Beschwerden, wie zum Beispiel überstarke Blutungen in absehbarer Zeit von selbst. In diesem Kapitel stellen wir eine Auswahl bewährter Methoden vor. Häufig hat eine individuell angepasste Kombination unterschiedlicher Verfahren Erfolg. So hat er vielen Frauen eine Behandlung mit Akupunktur (Seite 57) und westlicher Phytotherapie (Seite 37) sowie eine Ernährungsumstellung auf vollwertige Kost mit regelmäßigen warmen Mahlzeiten geholfen. Myome von einem Durchmesser bis zu sechs Zentimetern wurden so deutlich kleiner.

## Je früher, desto besser

Wie jede medizinische Therapie, helfen auch naturheilkundliche Verfahren am besten, wenn sie möglichst früh angewendet werden. Gelegentlich kommen Frauen zu mir, die seit Jahren von ihren Myomen wissen, das Thema jedoch immer verdrängt und nichts unternommen haben. Schließlich ist die Gebärmutter kindskopfgroß, die Blutungen sind unerträglich stark, und sie bitten mich, »was Natürliches« zu machen. Diesen Wunsch zu erfüllen ist nicht leicht: Die Blutungen lassen sich vielleicht noch reduzieren, ein Myom mit mehr als sieben Zentimetern Durchmesser zum Schrumpfen zu bewegen gelingt jedoch nur selten. Lassen Sie also nach der Diagnose nicht zu viel Zeit verstreichen, sondern halten Sie sich an das chinesische Sprichwort: »Behandele große Probleme, solange sie noch klein sind, und kleine, solange sie noch keine sind.« Informieren Sie sich über die unterschiedlichen Behandlungsmöglichkeiten und wählen Sie die Therapie, die zu Ihnen passt. Kleine Myome können sich durch eine naturheilkundliche Behandlung wieder zurückbilden; das dauert jedoch mindestens sechs Monate. Bereits nach etwa drei Monaten sollte eine deutliche Linderung der Beschwerden spürbar sein.

Bitte nicht vergessen: Auch wenn Sie von den Myomen zur Zeit nichts merken oder die Beschwerden »im Griff haben«, ist zweimal im Jahr eine Kontrolluntersuchung bei Ihrer Frauenärztin oder Ihrem Frauenarzt fällig – Sie können einen Termin mit der ohnehin notwendigen Krebsvorsorge verbinden. Die Größe der Myome wird mit Ultraschall überprüft (Seite 18), zusätzlich kann eine Bestimmung der roten Blutkörperchen (Hb-Wert) vorgenommen werden. D.S.

# Die Phytotherapie: Prinzipien, Herkunft und Anwendung

Wohl eine der ältesten Therapieformen weltweit ist die Behandlung mit Heilpflanzen in ihren verschiedenen Anwendungsformen. Der Wissensschatz dieser Erfahrungsmedizin stammt aus ganz unterschiedlichen Quellen. So haben die Heilkundigen früherer Zeiten nicht nur aus den Reaktionen ihrer Patienten gelernt, sondern auch aus der Beobachtung von Tieren: Die Schafgarbe zum Beispiel wird vor allem von kranken Schafen gefressen – die gesunden lassen das Kraut auf der Weide stehen. In der mittelalterlichen Signaturenlehre wurde vom Aussehen der Pflanze auf ihre Wirkung geschlossen. Viele dieser Theorien haben sich durch wissenschaftliche Forschungen bestätigt, so zum Beispiel bei der Schafgarbe und beim Johanniskraut (Datenlage beim Frauenmantel eher dünn).

## Phytotherapie: Was zahlen die Kassen?

Pflanzen und ihre Auszüge dürfen auf Kassenrezept verordnet werden, wenn ein Wirksamkeitsnachweis vorliegt. Dazu muss der Hersteller wissenschaftliche Studien mit Tieren und mit menschlichen Testpatienten durchführen und dem Bundesgesundheitsamt vorlegen. Wenn die Daten bei der Prüfung überzeugen, bekommt der Wirkstoff die begehrte »Positivmonographie«. Dieses Prüfsiegel ist nach dem Arzneimittelgesetz zugleich die Voraussetzung dafür, dass ein Präparat in Apotheken auf Kassenrezept verkauft werden darf.

Viele pflanzliche Mittel enthalten jedoch zahlreiche Substanzen, und es ist kaum möglich, für jeden Bestandteil die Wirkung gesondert nachzuweisen. Hinzu kommt, dass Phytopharmaka oft von kleinen Firmen hergestellt werden, die sich die teuren Studien für den Wirksamkeitsnachweis nicht leisten können. Deshalb sind viele Präparate – darunter auch seit langem bewährte – vom Markt genommen oder in ihrer Zusammensetzung so verändert worden, dass sie den gesetzlichen Bestimmungen entsprechen. Der Nachteil dabei: Oft wirken sie dann nicht mehr so gut.

Pflanzliche Medikamente sind unter anderem auch deshalb beliebt als Mittel für die Selbstbehandlung, weil die meisten nicht viel kosten. Sogar in Supermärkten und Drogerien werden Phytopharmaka und Teemischungen verkauft. Diese Produkte sind jedoch oft so schwach dosiert, dass sie nicht richtig wirken. Lassen Sie sich im Zweifelsfall beraten, in der Apotheke oder von einem Arzt/einer Ärztin für Naturheilverfahren.

Fertigarzneimittel sollen, wenn nicht anders verordnet, ein- bis dreimal täglich ca. 20 Minuten vor den Mahlzeiten eingenommen werden, und zwar regelmäßig über einen längeren Zeitraum. Das ist sehr wichtig, weil bei vielen pflanzlichen Mitteln die volle Wirkung erst nach zwei bis drei Wochen kontinuierlicher Einnahme eintritt.

Arzneitees haben sich als Medikamente bewährt, sind zum Teil jedoch in Vergessenheit geraten. Einige Pflanzen und Mischungen, die bei Beschwerden durch Myome besonders gut helfen, stehen auf Seite 112.

# Physikalische Therapien: gesund mit Wärme, Kälte und Bewegung

Unter dem Oberbegriff »physikalische Therapien« oder »klassische Naturheilverfahren« wird eine ganze Reihe von Methoden zusammengefasst, wie u.a. Wasseranwendungen und Bäder, Wickel, Massagen und Bewegungstherapie. Bei Myomen werden diese Verfahren meist in Verbindung mit anderen, wie zum Beispiel der Phytotherapie (Seite 37) angewendet. Welche Maßnahmen herangezogen werden, richtet sich nach der individuellen Konstitution. Sie ist auch entscheidend dafür, ob Wärme die Beschwerden tatsächlich lindert oder im Gegenteil noch verschlimmert. So ist eine Wärmflasche oder ein warmer Kartoffelwickel für junge Frauen, die leicht frösteln (aus Sicht der chinesischen Medizin ein Anzeichen für »Energieleere« im kleinen Becken), eine echte Wohltat bei starken, schmerzhaften Regelblutungen. Frauen kurz vor den Wechseljahren mit Blutfülle und -stau im Unterbauch (ein Zustand, der oft an kleinen Besenreisern und einer weichen Schwellung über dem Kreuzbein zu erkennen ist) werden kühle Wickel, die alle 15 Minuten gewechselt werden, oder ein kurzes kühles Sitzbad (ggf. mit Schafgarbe, 5 bis 10 Minuten bei 12 °C) als viel angenehmer empfinden. Wenn die Menstruationsschmerzen vor allem durch einen Energiestau ausgelöst werden, sind Bindegewebsmassagen und Reflexzonenbehandlungen angebracht.

Alle physikalischen Maßnahmen helfen, sich bewusst und aktiv mit der eigenen Gesundheit zu beschäftigen und »auf den Körper zu hören«. Das kostet natürlich mehr Zeit, als ein Medikament zu nehmen. Vor allem für Frauen in der Familienphase und berufstätige Mütter kann das eine

Hürde sein. Viele »brauchen« die ärztliche Anordnung, um endlich das zu tun, was schon lange überfällig ist: sich für sich selbst Zeit zu nehmen.

# Die Homöopathie: Prinzipien, Herkunft und Anwendung

Die Bezeichnung »Homöopathie« ist aus den griechischen Wörtern für »ähnlich« und »Leiden« zusammengesetzt. Eines der beiden wichtigsten Prinzipien des Verfahrens heißt nämlich »Ähnliches (Leiden) mit Ähnlichem (Medikament) heilen«. Im Gegensatz dazu wird die Schulmedizin auch als »Allopathie« (von dem griechischen Wort allos = anders, entgegengesetzt) bezeichnet.

Begründet wurde die Homöopathie von dem deutschen Arzt, Chemiker und Apotheker Samuel Hahnemann (1755–1843), der die Entwicklung der Medizin und Pharmazie in vieler Hinsicht vorangetrieben hat: Sein vierbändiges Apothekerlexikon ist eine der Grundlagen des Amtlichen Arzneibuches, das heute noch verwendet wird.

Derzeit gibt es an die 4500 homöopathische Medikamente, hergestellt aus pflanzlichen und tierischen Extrakten, aber auch aus Mineralien und Metallen. Sie sind im Handel als Tropfen, Tabletten, Cremes, Salben oder winzige Kügelchen auf Milchzuckerbasis (Globuli). Die Stärke (»Potenz«) eines Medikaments ist an Bezeichnungen wie »D 6« oder »C 6« hinter dem Namen zu erkennen. »D 6« bedeutet: Die Grundsubstanz wurde sechsmal im Verhältnis 1:10 in einer Lösung ohne medizinische Wirkung (z. B. Wasser oder Alkohol) verdünnt und verschüttelt (»potenziert«). Bei einem Präparat mit dem Zusatz »D 6« betrug das Mischungsverhältnis beim Potenzieren 1:100, also ein Teil Wirkstoff auf 100 Teile Lösung. Durch das Potenzieren wird die Energie der Grundsubstanz vervielfacht und dann an die Lösung abgegeben. So paradox es klingt: Je weniger Grundsubstanz ein homöopathisches Mittel enthält, desto stärker wirkt es.

Anders als viele Präparate der Schulmedizin wie zum Beispiel Kortison oder Antibiotika sollen homöopathische Medikamente Krankheitssymptome nicht unterdrücken, sondern die körpereigenen Selbstheilungskräfte anregen. Gelegentlich werden die Beschwerden anfangs für kurze Zeit schlimmer. Auch wenn das für die Kranken unangenehm sein kann – die »Erstverschlimmerung« ist fast immer ein gutes Zeichen.

Um die Wirkung eines homöopathischen Medikaments zu erproben oder zu dokumentieren, werden – anders als in der Schulmedizin – Testreihen nicht mit kranken, sondern mit gesunden freiwilligen Versuchspersonen durchgeführt. Diese Probanden und die behandelnden Ärzte notieren während der Behandlung Auffälligkeiten, die nicht durch andere Ursachen zu erklären sind, wie zum Beispiel verstärktes Frieren oder Schwitzen, plötzliche Vorlieben für bestimmte Lebensmittel oder Abneigungen gegen Speisen, Verlängerung oder Verkürzung des Menstruationszyklus, eine dunklere oder hellere Färbung des Menstruationsbluts, Veränderungen im seelischen Befinden.

Ärztinnen oder Heilpraktiker, die mit der klassischen Homöopathie nach Hahnemann arbeiten, beginnen die Behandlung mit einer ausführlichen Anamnese, die über eine Stunde dauert. Sie fragen ihre Patientinnen nicht nur nach früher durchgemachten Krankheiten, sondern auch nach ihrem Schlaf, ihren Träumen, ihrem Temperaturempfinden. Bei akuten Beschwerden wollen sie wissen, in welchen Situationen der Schmerz auftritt (zum Beispiel nachdem Sie kalte, nasse Füße bekommen oder nachdem Sie sich geärgert haben) und wie er sich anfühlt. Auch Merkmale wie Körperbau und -haltung sowie der Hauttyp sind wichtig für den Gesamteindruck von ihrem körperlichen und seelischen Befinden. Meist ist nach einiger Zeit der Behandlung eine weitere Anamnese (»Folgeanamnese«) notwendig, die dann aber nicht so lange dauert.

## Wie die Homöopathie bei Myomen helfen kann

Klassische Homöopathen stellen keine isolierten Diagnosen und behandeln auch keine einzelnen Symptome, sondern sie suchen für jede Patientin individuell das Mittel, das ihr jetzt hilft. Deshalb haben homöopathische Präparate, die nur einen Wirkstoff enthalten, im Gegensatz zu anderen Medikamenten auch keinen Beipackzettel. Wenn zu einer homöopathisch ausgebildeten Frauenärztin nacheinander zehn Frauen in die Praxis kommen, die wegen ihrer Myome unter starken Blutungen leiden, ist es sehr wahrscheinlich, dass jede dieser Frauen ein anderes homöopathisches Präparat verordnet bekommt.

Mit einer klassisch homöopathischen Behandlung können erfahrene Ärztinnen und Heilpraktikerinnen das Wachstum von Myomen häufig stoppen und Beschwerden wie überstarke Blutungen in den Griff bekommen. Empfehlungen für die Selbstbehandlung nach diesem Verfahren können wir nicht geben – aus mehreren Gründen: Eine homöopathische Anamnese bei sich selbst durchzuführen ist sogar für Experten nahezu unmöglich, weil kein Mensch der eigenen Person gegenüber ganz neutral ist.

Hinzu kommt, dass in der klassischen Homöopathie oft mit hoch potenzierten Wirkstoffen gearbeitet wird, die von Laien nicht angewendet werden sollten.

## Welche homöopathischen Mittel Sie selbst anwenden können

Neben der klassischen Homöopathie gibt es heute eine moderne, leichter anzuwendende Variante des Verfahrens. Dabei orientiert man sich vor allem an den akuten Beschwerden der Patienten und verordnet niedrig potenzierte Einzelsubstanzen (Verschüttelung im Verhältnis 1:10, zu erkennen an Zusätzen wie »D 6« oder »D 12«). Diese Form der Homöopathie ist geeignet zum Behandeln alltäglicher, nicht chronischer Beschwerden und als begleitende Therapie. Die Präparate können auch von medizinischen Laien ohne Risiko angewendet werden.

Wir empfehlen in diesem Buch ausschließlich solche Mittel oder homöopathische Komplexmittel, die ebenfalls für die Selbstbehandlung geeignet sind. Sie bestehen aus verschiedenen, meist sehr niedrig potenzierten homöopathischen Substanzen, die einander in ihrer Wirkung ergänzen. Ein Beispiel: Das Mittel Spascupreel® wird bei krampfartigen Unterbauchschmerzen ganz unterschiedlicher Art eingesetzt, etwa während der Menstruation, bei Darmkrämpfen oder bei Blähungen nach einer Operation. Dieses Vorgehen hat mit der klassischen Homöopathie im Sinne Hahnemanns kaum noch etwas zu tun, einige Fertigpräparate helfen jedoch sehr gut.

### Homöopathie: Was zahlen die Kassen?

Die homöopathische Erstanamnese (Kosten: ca. 360 DM) und die Folgeanamnese (Kosten: ca. 170 DM) werden von den gesetzlichen Kassen nur in Ausnahmefällen übernommen. Sie müssten dazu eine »Einzelfallprüfung« beantragen. Auch homöopathische Einzelmittel müssen fast immer selbst bezahlt werden. Sie sind jedoch vergleichsweise billig und werden meist von den Behandlern abgegeben, sodass sie im Preis inbegriffen sind. Dagegen können Komplexmittel unter Umständen auf Kassenrezept verordnet werden.

Niedrig potenzierte homöopathische Medikamente dürfen auch begleitend zu einer schulmedizinischen Therapie eingenommen werden. Sie sind auch dann erlaubt, wenn man sonst nichts zu sich nehmen darf, zum Beispiel vor und nach einer Operation. Homöopathische Mittel niemals herunterschlucken oder lutschen, sondern ganz langsam in der Backentasche oder unter der Zunge zergehen lassen. Die Medikamente wirken über die Mundschleimhaut und nicht über den Magen.

# Die Bach-Blüten-Therapie

Die Behandlung mit Blütenessenzen wurde Anfang des 20. Jahrhunderts von dem englischen Arzt Dr. Edward Bach begründet. Er war der Meinung, dass die meisten Krankheiten durch ein Ungleichgewicht im seelischen Befinden ausgelöst werden – eine These, die durch die moderne Psychosomatik zumindest teilweise bestätigt wurde. Ähnlich wie in der Homöopathie werden die Pflanzenextrakte nach einem speziellen Verfahren sehr stark verdünnt, was zugleich die Wirksamkeit erhöht. Die individuellen Mischungen, die verordnet werden, beziehen sich jedoch ausschließlich auf die seelischen Zustände, die einer Heilung im Weg stehen.

Eine Bach-Blüten-Mischung »gegen Myome« gibt es nicht. Die Blüten können jedoch helfen, psychische Blockaden zu lösen, die Beschwerden wie zum Beispiel Regelschmerzen verschlimmern und vielleicht auch – etwa über das Zusammenspiel des seelischen Befindens mit den körpereigenen Abwehrkräften – zum Entstehen der Myome beigetragen haben. Vor allem Frauen, die nicht schwanger werden können und sich durch die Erwartungen ihrer Familie und die eigenen Hoffnungen unter Druck gesetzt fühlen, können durch eine Behandlung mit Bach-Blüten zu mehr Gelassenheit finden. Auch bei starken Angstgefühlen, zum Beispiel vor einer Operation oder Behandlung, haben sich die Essenzen bewährt.

Bach-Blüten sind eine gute Ergänzung zu den meisten anderen Verfahren der Naturheilkunde. Die einzige Ausnahme ist die klassische Homöopathie. Zwar wird die Wirkung der homöopathischen Medikamente durch die Blütenessenzen nicht gestört; die Homöopathin hat es aber deutlich schwerer, das richtige Mittel zu finden, wenn seelisch-geistige Symptome wie z. B. Angstträume durch eine Behandlung mit Bach-Blüten bereits »ausgebügelt« wurden. Solche Wechselwirkungen lassen sich vermeiden, wenn die homöopathische Behandlung und die Therapie mit Bach-Blüten von demselben Arzt oder derselben Heilpraktikerin durchgeführt werden.

# Die Aromatherapie: mit ätherischen Ölen heilen

In Frankreich hat die medizinische Aromatherapie als anerkanntes Naturheilverfahren Tradition. Bei uns wird das Heilen mit den ätherischen Ölen bestimmter Pflanzen erst allmählich bekannt; die gesetzlichen Kassen bezahlen die Behandlungen normalerweise nicht.

Aroma-Öle können zum Einnehmen oder Einreiben verordnet werden; sie werden auch als Massageöl und Badezusatz angeboten oder – das ist wohl die bekannteste Form – in der Aromalampe verdampft: je nach Sorte zwei bis drei Tropfen Öl auf eine Füllung Wasser (große Schale) geben. Nicht zu viel nehmen, sonst gibts leicht Kopfschmerzen! Wenn die Lampe zwei oder drei Stunden gebrannt hat, bleibt der angenehme Geruch den ganzen Tag im Raum. Der Duft der Öle wird direkt ins Zwischenhirn geleitet. Von dort aus beeinflusst er unmittelbar das vegetative Nervensystem. Ausgleichend, entspannend und beruhigend wirken zum Beispiel Lavendel, Neroli (weiße Orangenblüten), Bitterorange, Zedernholz, Petit grain, Rosengeranie und Ylang-Ylang.

Leider ist die Bezeichnung »ätherisches Öl« in Deutschland nicht geschützt, sodass auch minderwertige Erzeugnisse so genannt werden dürfen. Von guter, gleichbleibender Qualität sind u. a. die Produkte der Marken Primavera, Neumond, Essenz pur, Sonnentag und Tautropfen.

## Auszeit mit Wärme und Entspannung

Als unterstützende Behandlung bei Myomen verordne ich besonders gern warme Ölwickel auf den Unterbauch. Dazu gebe ich jeder Patientin eine individuell zusammengestellte Mischung aus entspannenden Aroma-Ölen und Rizinusöl. Damit soll sie ein Leinentuch tränken, es erwärmen und auf den Bauch legen; ein sauberes Tuch darüber decken und für etwa eine halbe Stunde warm zugepackt im Bett oder auf dem Sofa ruhen. In dieser Zeit soll sie versuchen, alltägliche Gedanken an bevorstehende Termine oder den Haushalt »in die Ecke zu stellen« und sich möglichst ungestört und ganz bewusst zu entspannen – zum Beispiel mit Musik oder einer Meditationsübung. Den Wickel etwa dreimal pro Woche anwenden.     D.S.

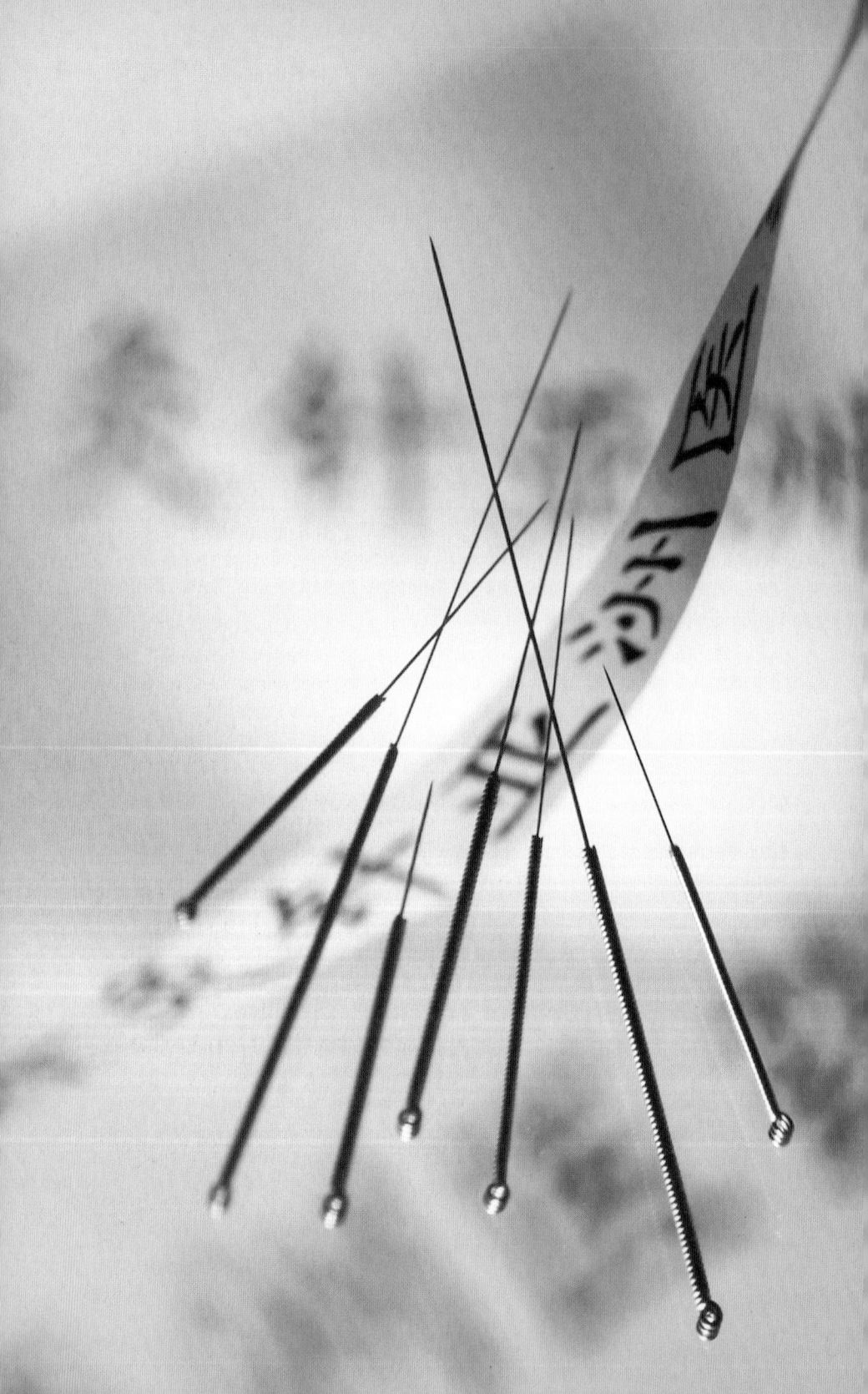

# Die Sicht der Traditionellen Chinesischen Medizin (TCM)

Im alten China waren der weibliche Körper und seine Erkrankungen tabu. Deshalb ist auch die Traditionelle Chinesische Medizin (TCM) ursprünglich vor allem eine Heilkunst für Männer. Wissenschaftliche Untersuchungen haben jedoch gezeigt, dass die überlieferten Verfahren für die Behandlung gynäkologischer Beschwerden und Krankheiten besonders geeignet sind. Auch bei Myomen können sie helfen.

Eine »chinesische« Behandlung, zum Beispiel mit Arzneitees, Akupunktur, speziellen Ernährungsempfehlungen und den Übungen der Bewegungslehre Qigong, ist zwar kein Ersatz für die regelmäßigen frauenärztlichen Untersuchungen oder eine eventuell notwendige Operation. Sie kann jedoch helfen, die Störungen im Organismus auszugleichen, die zur Bildung der Myome beigetragen haben.

Die chinesische Medizin sieht den Organismus und seine Funktionen anders als die westliche Schulmedizin und auch die Naturheilkunde. Wer sich intensiv mit den unterschiedlichen Lehren auseinandersetzt – und das tun zum Beispiel auch immer mehr Ärztinnen und Ärzte –, wird aber feststellen, dass sie häufig auf verschiedenen Wegen zu ähnlichen Ergebnissen kommen. Doch die Begriffe der chinesischen Medizin sind den meisten noch fremd. Deshalb hier erst einmal eine kurze Einführung:

## Wichtige Begriffe der TCM

Das **Qi** (Aussprache: tschi) ist die Energie, die Leben möglich macht. Bei seiner Geburt bringt jeder Mensch das von den Eltern ererbte Qi mit auf die Welt. Überall wo Leben ist, ist auch Qi, so zum Beispiel in Nahrungsmitteln und in der Natur. Frisches Qi bekommen wir u. a. beim Atmen, über die Ernährung, durch Bewegung (vor allem im Freien) und durch den Schlaf.

Ist der Mensch ganz gesund, zirkuliert das Qi in den **Meridianen** (Energieleitbahnen) frei durch den Organismus. So bekommt jedes Organ die Menge an Qi, die für seine Funktion nötig ist. Krankheit kann entstehen, wenn der Qi-Fluss blockiert wird, etwa durch falsche Ernährung, zu wenig Bewegung, körperliche oder seelische Überanstrengung, zu viel Hitze oder Kälte.

Qi ist jedoch nicht gleich Qi, sondern es gibt verschiedene Erscheinungsformen, so zum Beispiel **Yin** und **Yang**, die »kühlende« und die »wärmende« Energie. Yin kann ohne Yang nicht existieren und umgekehrt. In jedem Organ überwiegt entweder die Yin- oder die Yang-Energie. Jedem Yin-Organ ist ein Yang-Organ zugeordnet; die Summe ihrer Energie muss ausgeglichen sein, damit der Mensch gesund bleibt:

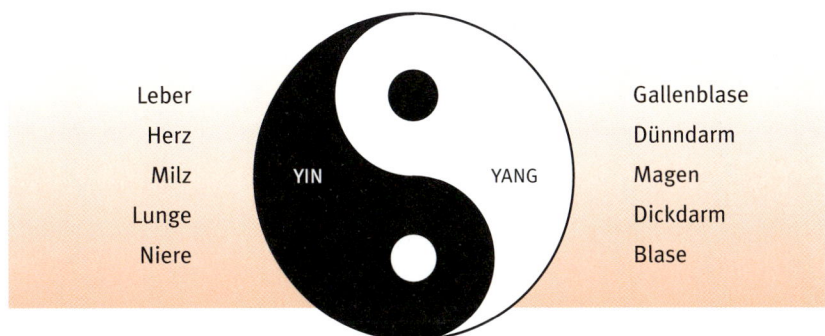

Abb. 4 a

Die Gebärmutter gilt als »außergewöhnliches Organ« ohne eindeutige Zuordnung zu Yin oder Yang. Sie steht jedoch in enger Beziehung zu den Nieren und zum Herzen und ist unmittelbar von deren Energieversorgung abhängig. Yin und Yang sind nicht nur im Menschen vorhanden, sondern auch in der Natur. Farben, Materialien, Eigenschaften – so gut wie alles wird einem der beiden Begriffe zugeordnet. Beispiele:

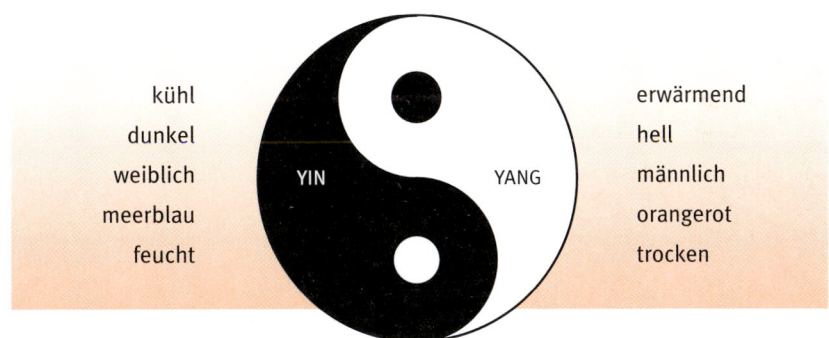

Abb. 4 b

# Wie Myome entstehen: die »chinesische« Erklärung

Für die Bildung von Myomen gibt es aus Sicht der TCM vor allem zwei mögliche Ursachen:

### ● Stress, Frustration, unterdrückte Wut

Solche Belastungen und Emotionen greifen die Leberenergie an, die für das freie Zirkulieren des Qi im Körper sehr wichtig ist. Hält dieser Zustand über längere Zeit an, kann es zu einem Qi- und Blutstau im Körper kommen. Ein Anzeichen dieser Blockade ist zum Beispiel die Bildung von Myomen. Die verstärkten Regelblutungen, die als Begleiterscheinung von Myomen auftreten können, führen zu einem Blut- und Qi-Mangel, der wiederum die Energie von Leber und Niere schädigt.

### ● »Eingedrungene Kälte«

Dieser Zustand kann als Folge einer »Verkühlung« – zum Beispiel durch zu dünne Kleidung bei kaltem und feuchtem Wetter, Sitzen auf kaltem Untergrund oder Herumlaufen im nassen Badeanzug – eintreten. Wenn Frauen auch bei Wärme leicht frieren, vor allem an den Händen und Füßen und im Bereich der Lendenwirbel oder in den Knien leicht ein Kälte- oder Schmerzgefühl haben, sind das typische »Kältesymptome« (weitere stehen auf Seite 50). Eingedrungene Kälte schwächt unter anderem die wärmende Energie der Nieren.

## Der Weg zur Diagnose

Auch in der chinesischen Medizin wird die Patientin beim ersten Termin zunächst ausführlich befragt. Äußere Merkmale, wie die Gesichtsfarbe und die Temperatur der Haut, die bereits beim Händedruck zu erkennen ist, geben Aufschluss über das allgemeine Wohlbefinden und eventuelle Störungen.

Wichtige diagnostische Mittel sind auch die **Puls-** und die **Zungendiagnose**. Bei der Pulsdiagnose kommt es weniger auf die Zahl der Schläge an als vielmehr darauf, wie der Puls sich anfühlt, zum Beispiel ruhig und tief oder hastig und flach. Bei der Zungendiagnose achten TCM-Therapeutinnen und -Therapeuten u. a. auf Beläge und Verfärbungen der Bereiche, die bestimmten Organen zugeordnet sind.

Um herauszufinden, ob eine Blut- und Qi-Blockade vorliegt, die vor allem durch Stress oder Ärger ausgelöst wurde, fragen TCM-Therapeutinnen (ähnlich wie auch psychosomatisch orientierte Ärzte) zunächst nach den Lebensumständen. Denkbar sind Fragen wie diese:

- Wann beginnen Sie morgens mit der Arbeit (zu Hause und/oder am Arbeitsplatz), ab wann haben Sie abends wirklich frei?
- Wann und wie lange haben Sie Pausen und reicht Ihnen diese Zeit?
- Wie groß ist Ihre Familie?
- Wie sind Kinderbetreuung und (Haus-)Arbeit verteilt?
- Fühlen Sie sich in Ihren persönlichen Beziehungen (Partnerschaft, Familie, Freunde) insgesamt gut aufgehoben oder nicht?
- Sind Sie mit Ihren Aufgaben im Beruf und/oder in der Familie unterfordert, überlastet – oder sind das Arbeitspensum und die geistigen Anforderungen genau richtig für Sie?
- Sind Sie insgesamt mit Ihrem Leben zufrieden oder wünschen Sie es sich ganz anders?

Indizien für eine starke körperliche Belastung (die von den Frauen selbst oft gar nicht als solche erkannt wird) sind zum Beispiel die Zahl der Schwangerschaften und Geburten, die Dauer der Stillzeiten sowie Schlafprobleme der Kinder im Baby- und Kleinkindalter.

## Die Symptome von Blutstau, Energieschwäche und Kälte

Mögliche Anzeichen einer Blut- und Qi-Stagnation sind:

- häufig aufgeblähter Unterbauch,
- Neigung zur Verstopfung,
- Durchschlafprobleme, sehr oberflächlicher Schlaf,
- Schulter-/Nackenverspannungen,
- Spannungskopfschmerzen,
- Brustspannen, knotige Brust, Wassereinlagerungen, Heißhunger auf Süßes und psychische Anspannung an den Tagen vor der Regel (PMS-Beschwerden),
- längerer oder kürzerer Menstruationszyklus und stärkere Blutungen als gewohnt (nicht als Anzeichen der beginnenden Wechseljahre),
- dunkles, häufig klumpiges Menstruationsblut.

Bei der Pulsdiagnose wird häufig ein stockender, »knotiger« Puls festgestellt. Bei starken Blockaden ist die Zunge besonders in den Leberzonen und an der Spitze dunkler und stärker gerötet. Diese Symptome treten bereits frühzeitig auf. Werden sie dann gleich behandelt, kommt es vielleicht gar nicht erst dazu, dass sich Myome bilden.

Anzeichen für einen **Blut- und Qi-Mangel, der durch den gestörten Energiefluss ausgelöst wurde,** sind zum Beispiel: blasse Gesichtsfarbe, kalte Hände und Füße, Müdigkeit, Schwindelgefühle, Herzklopfen, Kurzatmigkeit, ständiges Gefühl von Schwäche und Erschöpfung, Unlust zu sprechen, Rückzug in sich selbst, schwacher, feiner Puls, blasse Zunge.

Wenn der Blut- und Qi-Mangel über längere Zeit besteht, kann es zu einer **Schwächung der Leber- und Nierenenergie** kommen. Typische Symptome: Hitzegefühl in Hand- und Fußsohlen sowie im Oberkörper im Bereich des Brustbeins, Nachtschweiß, Rückenschmerzen im Bereich der Lendenwirbel, depressive Verstimmungen, »drahtiger«, gespannter Puls, rote, rissige Zunge.

Die folgenden Anzeichen sprechen dafür, dass eingedrungene Kälte die Hauptursache der Myombildung ist:

- deutliche Abneigung gegen Kälte,
- Kälte- oder Schmerzgefühl im Bereich der Lendenwirbel und/oder in den Knien,
- sehr viel heller Urin,
- nachts auf die Toilette müssen,
- verlängerter Menstruationszyklus,
- Menstruationsschmerzen, die bei Wärme verschwinden und sich bei Kälte verschlimmern,
- dunkles, klumpiges Menstruationsblut,
- heller, weißer oder klarer Ausfluss,
- langsamer, tiefer Puls von weicher Qualität,
- leicht blasse Zunge mit weißem Belag.

# Therapieverfahren der chinesischen Medizin

Die chinesische Medizin ist eine eigenständige Heilweise mit vielen Teilbereichen. Alle Therapieverfahren zielen unter anderem darauf ab, den Energiefluss zu erhalten oder wieder in Gang zu bringen. Wir stellen hier einige vor, die auch bei der Behandlung von Myomen angewendet werden.

## Die Ernährungslehre

In der Traditionellen Chinesischen Medizin gilt die Ernährung als wichtiges Heilmittel. Eine gesundheitsbewusste Ernährung im Sinn der TCM soll dazu beitragen, dass Yin und Yang (Seite 46) im Organismus ausgewogen sind. Wenn einem Organ kühlende (Yin) oder wärmende (Yang) Energie fehlt, »verordnen« TCM-Therapeutinnen bestimmte Lebensmittel, um den Mangel auszugleichen. Speisen und Getränke werden nach verschiedenen Kriterien unterteilt, etwa nach ihrem »Geschmack« (sapor). Er kann »salzig«, »bitter«, »sauer«, »neutral« oder »scharf« sein. Diese Einteilung hat wenig damit zu tun, wie ein Lebensmittel tatsächlich schmeckt. »Süß« sind nicht nur Birnen, Pflaumen oder Honigmelonen, sondern zum Beispiel auch Schweinefleisch, Kuhmilch, Butter, grüner Tee und Heringe.

Zur Orientierung genügt es, das »Temperaturverhalten« der Lebensmittel zu kennen. Damit ist gemeint, ob sie kühlende (Yin-) oder wärmende (Yang-)Energie abgeben oder aber in ihrer Wirkung neutral sind. Einige Beispiele:

● **Das Temperaturverhalten der Lebensmitttel**

| | kühl | neutral | warm |
|---|---|---|---|
| **Getreide** | Gerste<br>Weizen(mehl)<br>Hirse | Buchweizen<br>Hafer<br>Rundkornreis<br>Sojabohnen | |
| **Gemüse** | Karotten (roh)<br>Auberginen<br>Chinakohl<br>Gurken<br>Tomaten<br>Sellerie<br>Spinat | Karotten (gekocht)<br>Kartoffeln<br>Weißkohl | |
| **Hülsenfrüchte** | | Bohnen<br>Erbsen | |
| **Obst** | Mandarinen<br>Äpfel<br>Birnen<br>Bananen | Feigen<br>Pflaumen<br>Weintrauben | Aprikosen<br>Kirschen<br>Pfirsiche |
| **Fleisch** | Ente<br>Hase<br>Kaninchen | Gans<br>Schwein<br>Schinken | Huhn<br>Rind<br>Schaf |
| **Fisch, Meeres-früchte** | | Aal<br>Barsch<br>Hering<br>Karpfen | Languste<br>Sardelle |
| **Nüsse** | | Erdnüsse<br>Haselnüsse<br>Mandeln | Walnüsse |
| **Gewürze** | Salz<br>Sojasoße | Honig | Zucker<br>Essig<br>Ingwer<br>Knoblauch |

**Brot** wird in den Ernährungstabellen der chinesischen Medizin nicht genannt, weil es in China kein übliches Nahrungsmittel ist. TCM-Therapeuten im Westen zählen die meisten Brotsorten zu den kühlenden Nahrungsmitteln. Auch **Milchprodukte** wie z. B. Jogurt oder Quark gehören in diese Kategorie.

»Erhitzend« sind scharfe **Gewürze** (Pfeffer, Curry, Chili), **Genussmittel wie** Alkohol (vor allem Rotwein und »dunkle« Spirituosen, z. B. Brandy), Kaffee und Nikotin sowie – unabhängig von den Zutaten – scharf angebratene oder geröstete Speisen.

### Ernährungstipps bei Myomen
Speisen, Kräuter und Gewürze, die eine Behandlung von Myomen unterstützen können, sind beispielsweise:

- zum Auflösen einer Leber-Qi-Stagnation (ohne Einfluss von Kälte): Gerichte mit Auberginen,
- zum Auflösen einer Leber-Qi-Stagnation, zum Erwärmen bei eingedrungener Kälte: Basilikum,
- zur Blutbildung: Angelikawurzel,
- zum Auflösen einer Leber-Qi-Stagnation, zur Blutbildung: Safran,
- zum Auflösen einer Blutstagnation, zum Erwärmen bei eingedrungener Kälte: Kastanien.

Wenn Frauen Myome haben, ist das meist nicht ihr einziges Gesundheitsproblem; häufig kommt eine allgemeine körperliche und/oder seelische Erschöpfung hinzu. Das gilt ganz besonders, wenn die Myome Beschwerden verursachen wie etwa Schmerzen und eine verstärkte Regelblutung. TCM-Therapeuten empfehlen dann als Ergänzung zur (schul)medizinischen Behandlung »energieaufbauende« Speisen, u. a. Reis, Süßkartoffeln, Kürbis oder eine Hühnersuppe.

Wichtig ist, dass der Organismus schon zum Frühstück genug wärmende Energie bekommt. Hier ein Rezept zum Ausprobieren. Wenn Sie die Zutaten für das »Süßreis-Apfel-Frühstück« abends vorbereiten, geht es am Morgen ganz schnell:

### Zutaten:
Süßreis
klein geschnittenes frisches Obst
(z. B. zwei Äpfel, Birnen oder
Pfirsiche)
klein geschnittene getrocknete
Feigen
roter Traubensaft
(oder Karottensaft)
1 Prise Zimt

1 kleine Prise Kardamom
1 kleine Prise Salz
etwas geriebene Zitronenschale
etwas Butter
1 TL Sesammus
1 EL Amaranth
1 EL Rotwein

**Abends:**

Den Reis kochen (auch für ein paar Tage im Voraus möglich). Das Obst (trockenes und frisches) mit Saft bedecken, über Nacht im Kühlschrank stehen lassen.

**Morgens:**

Einen Kochtopf aufstellen und heiß werden lassen. Den Amaranth hineingeben, den Deckel schließen und den Topf schütteln, bis der Amaranth gepufft, also fast weiß ist. Den Amaranth umfüllen. Jetzt das Obst mit dem Saft, dem Zimt und dem Sesammus in den Topf geben, erhitzen und kurz köcheln lassen. Süßreis, Kardamom, Salz, die Zitronenschale und den Rotwein hineingeben. Einige Minuten dünsten und den Amaranth untermischen.

## Die Bewegungslehre Qigong

Die Bezeichnung »Qigong« (Aussprache: tschigung) ist zusammengesetzt aus den Begriffen »Qi« für »Lebensenergie« und »gong«, was ungefähr bedeutet »etwas so lange üben, bis man darin Meister ist«. Zum Qigong gehören zum Beispiel Formen der Meditation im Sitzen oder Liegen. Viele Übungen werden im Stehen oder auch im Gehen ausgeführt. Typisch sind die fließenden Bewegungen, die dem Atemrhythmus folgen. In der Medizin werden Qigong-Übungen ganz gezielt zum Behandeln von Krankheiten und Beschwerden eingesetzt. Auch westliche Mediziner sind heute überzeugt, dass Qigong Erkrankungen vorbeugen und bei chronischen Krankheiten den Heilungsprozess unterstützen kann.

### Zum Ausprobieren: die Klopfmassage

TCM-Therapeuten raten grundsätzlich davon ab, Qigong im Selbststudium zu erlernen. Einige Bewegungen können mehr schaden als nützen, wenn sie falsch ausgeführt werden. Die »Klopfmassage«, eine einfache Übungsreihe »zum Entspannen zwischendurch«, können Sie jedoch gefahrlos ausprobieren. Bevor Sie anfangen, schicken Sie bitte alle störenden Gedanken vor die Tür und atmen Sie ein paarmal ganz ruhig ein und aus.

**1. Grundposition einnehmen:** Aufrecht stehen und die Füße parallel stellen, etwa schulterbreit auseinander. Das Körpergewicht verteilt sich gleichmäßig auf beide Füße.

Jetzt die Knie leicht beugen, aber nur so weit, wie es Ihnen bequem ist. Wenn Sie den Eindruck haben, dass Sie diese ungewohnte Stellung nicht nur »aushalten«, sondern sich darin wohl fühlen, haben Sie den richtigen Punkt gefunden.

• Als Nächstes das Steißbein nach vorn schieben, sodass das Becken leicht kippt. Das ist wichtig zum Aufrichten der Wirbelsäule: Sie soll vom Steißbein bis zur Halswirbelsäule eine möglichst gerade Linie bilden.

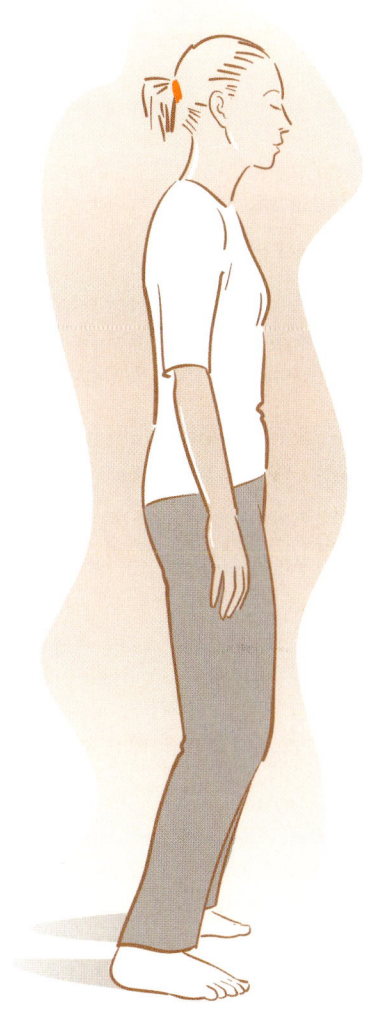

Abb. 5: Grundposition

- Jetzt richten Sie den Rumpf auf und halten den Kopf gerade. Das geht leichter, wenn Sie das Kinn ein wenig zur Brust ziehen.
- Überprüfen Sie Ihre Schultern: Sind sie ganz entspannt und nicht hochgezogen?
- Lassen Sie die Arme locker an den Seiten baumeln, sodass unter den Achselhöhlen ein wenig Platz bleibt.
- Ruhig ein- und ausatmen.

In dieser Haltung können Sie sich ganz auf Ihren Atem konzentrieren, das wichtigste Element aller Qigong-Übungen. Atmen Sie ruhig und ohne Druck. Die Luft fließt dann wie von allein durch Ihren Körper. Die folgenden Bewegungen je neunmal ausführen, beidseitige Bewegungen (erst rechts, dann links oder umgekehrt) neunmal nach jeder Seite.

**2. Die Hände reiben:** Die Hände vor dem Körper, etwa in Höhe des Bauchnabels zusammenführen und die Handflächen aneinander reiben.

**3. Das Gesicht waschen:** Mit den Handflächen sanft über das Gesicht streichen: erst von unten nach oben zur Stirn und seitlich ausstreichen; dann von oben nach unten und zu den Seiten ausstreichen. Zuletzt mit kreisenden Bewegungen die Wangen reiben.

**4. Die Haare kämmen:** Mit allen zehn Fingern wie mit einem breitzinkigen Kamm von vorn nach hinten über die ganze Kopfhaut kratzen.

**5. Den Haarboden klopfen:** Mit den Fingerkuppen beider Hände abwechselnd leicht auf den Schädel klopfen.

**6. Den Nacken ausstreichen:** Mit den Fingern am Nacken nach unten zu den Schultern streichen.

**7. Die Ohrmuscheln massieren:** Von den Ohrläppchen an der Muschel entlang zum Kopf und wieder zurück massieren, reiben und kneten – so stark, wie es angenehm ist.

**8. Die Ohrtrommel klingen lassen:** Handflächen über die Ohren legen, die Finger zeigen nach hinten. Zeigefinger über die Mittelfinger legen und mit Druck nach unten (Richtung Nacken) schnellen lassen. Sie »hören« das Schnipsen im ganzen Kopf und haben das Gefühl, unter Wasser zu sein? Dann stimmt die Bewegung!

**9. Die Meridiane an den Armen frei machen:** Den linken Arm zur Seite hin leicht strecken, mit der Innenseite nach außen. Mit den Fingern der rechten Hand von der Achsel nach unten bis zum Handgelenk leicht klopfen. Dann außen entlang wieder nach oben, zur Schulter hin klopfen. Das Ganze jeweils neunmal ausführen, dann dasselbe für den rechten Arm.

**10. Den Bauch reiben:** Die flache Hand auf den Bauch legen, im Uhrzeigersinn um den Nabel herum reiben.

**11. Die Kniescheiben massieren:** Die Knie beugen, Hände auf die Kniescheiben legen, mit kreisenden Bewegungen die Knie reiben.

**12. Mit den Knien kreisen:** Die Hände bleiben auf den Kniescheiben. Mit beiden Knien kreisen – erst im Uhrzeigersinn, dann anders herum (oder umgekehrt).

**13. Die Nieren wärmen:** Die Hände mit den Fingern nach unten auf die Nierengegend legen, einen kurzen Augenblick halten, zum Kreuzbein hin neunmal kräftig reiben.

**14. Die Meridiane an den Beinen frei machen:** Über das Gesäß mit beiden Händen an den Außenseiten der Beine nach unten bis zu den Knöcheln klopfen. An den Innenseiten der Beine nach oben klopfen. Über die Leisten nach hinten und wieder nach unten klopfen.

**15. Ausschlenkern:** Aufrichten und locker stehen. Oberkörper in beide Richtungen drehen, Arme locker schlenkern lassen. Eine Qigong-Übung, die speziell bei Myomen und nach Unterleibsoperationen hilfreich ist, steht auf Seite 119.

## Akupunktur, Moxibustion, Akupressur

Die **Akupunktur** ist nicht nur Bestandteil der Traditionellen Chinesischen Medizin, sondern inzwischen als eigenständiges Therapieverfahren international anerkannt. In Deutschland wird es von Ärztinnen und Ärzten nahezu aller Fachrichtungen sowie von speziell ausgebildeten Heilpraktikern angewendet. Bei der Behandlung werden feine Nadeln in bestimmte Punkte gestochen. Diese Akupunkturpunkte sind über den ganzen Körper verteilt, von der Schädeldecke bis unter die Fußsohlen. Die meisten liegen entlang der Meridiane; es gibt aber auch Punkte außerhalb dieser Energieleitbahnen. Jeder Punkt hat einen chinesischen Namen, der für seine Lage oder seine Funktion steht. Normalerweise werden bis zu zehn Punkte in einer Sitzung »genadelt«.

Der Einstich selbst ist nahezu schmerzlos. Wenn die Behandlerin die Nadel dann leicht dreht, wird unter der Haut das typische »Deqi-Gefühl« spürbar (Deqi bedeutet in etwa »Kommen der Energie«). Manchmal wird auch in einer ganz anderen Körperregion spürbar, wie die gestaute Energie zu fließen beginnt. Die Nadeln bleiben 15 bis 30 Minuten in der Haut stecken. Bei akuten Beschwerden und Schmerzen (zum Beispiel während der Entbindung) kann eine einzige Akupunkturbehandlung genügen; sonst sind immer mehrere Sitzungen nötig, damit der Erfolg von Dauer ist.

Die **Moxibustion** ist eine wärmende Reiztherapie: Bestimmte Akupunkturpunkte werden mit Hilfe von brennendem Beifußkraut erwärmt. Das kann auf verschiedene Arten geschehen. Manchmal wird ein kleiner Kegel aus getrocknetem Kraut auf den Akupunkturpunkt gelegt und abgebrannt. Man kann auch eine »Moxazigarre« verwenden und den Punkt durch kreisende Bewegungen des brennenden Krauts erwärmen. Moxibustion ist als begleitende Therapie bei Myomen sehr hilfreich, wenn eingedrungene Kälte und/oder Blut- und Qi-Mangel die Ursachen sind. Sie können sich in einer TCM-Praxis oder bei einer entsprechend ausgebildeten Frauenärztin zeigen lassen, wie's geht und sich dann zu Hause selbst behandeln.

Bei der **Akupressur** werden die Akupunkturpunkte nicht mit Nadeln, sondern durch kreisende Bewegungen oder Drücken und Halten behandelt. Mit etwas Übung können auch medizinische Laien einige wichtige Punkte sicher ertasten. Deshalb ist die Akupressur als begleitende Selbstbehandlung gut geeignet. Einige Punkte, die bei Myomen sowie anderen Veränderungen und Beschwerden im Unterleib hilfreich sind, und eine Anleitung zur Behandlung stehen auf Seite 117.

## Die chinesischen Arzneitees

In der chinesischen Medizin werden vor allem Arzneitees verordnet. Je nach Diagnose bekommen die Patienten eine individuelle Mischung. Apotheker, die chinesische Arzneimittel führen und sich damit auskennen, können solche Mischungen nach Rezept zusammenstellen und abwiegen. Darin können Wurzeln, Rinden, Samen, Früchte oder Blätter von

Pflanzen enthalten sein, manchmal auch tierische Grundstoffe wie die Chitinpanzer von Insekten. Substanzen aus Tieren bedrohter Arten (zum Beispiel Bären, Tiger, Nashörner, Schildkröten) dürfen nicht mehr verwendet werden.

Die Mischung wird in Wasser eingeweicht und nach den Anweisungen des Therapeuten zu einem Sud (»Dekokt«) verkocht. Dieser Vorgang dauert bei einigen Zubereitungen wenige Minuten, bei anderen bis zu einer Stunde. In der chinesischen Medizin gibt es mehrere tausend Arzneipflanzen. Einige Spezialfirmen importieren diese Pflanzen nach Deutschland und kontrollieren sie u. a. auf Schadstoffrückstände. Bei solchen Importeuren können Apotheker die Kräuter bestellen. In letzter Zeit untersuchen einige TCM-Therapeuten, welche europäischen Heilpflanzen für die Zubereitungen chinesischer Medizin verwendet werden können. Denn der weltweite Boom der fernöstlichen Heilkunde gefährdet die Pflanzenbestände in China und anderen asiatischen Ländern; hinzu kommt, dass auch minderwertige Mischungen hergestellt werden. Der Vertrieb dieser »Arzneien« läuft oft ausschließlich über das Internet. So ist es schwer, die Firma haftbar zu machen, wenn schädliche Nebenwirkungen auftreten. Für die Selbstbehandlung ohne fachkundige Anleitung sind chinesische Arzneitees aber ohnehin nicht geeignet.

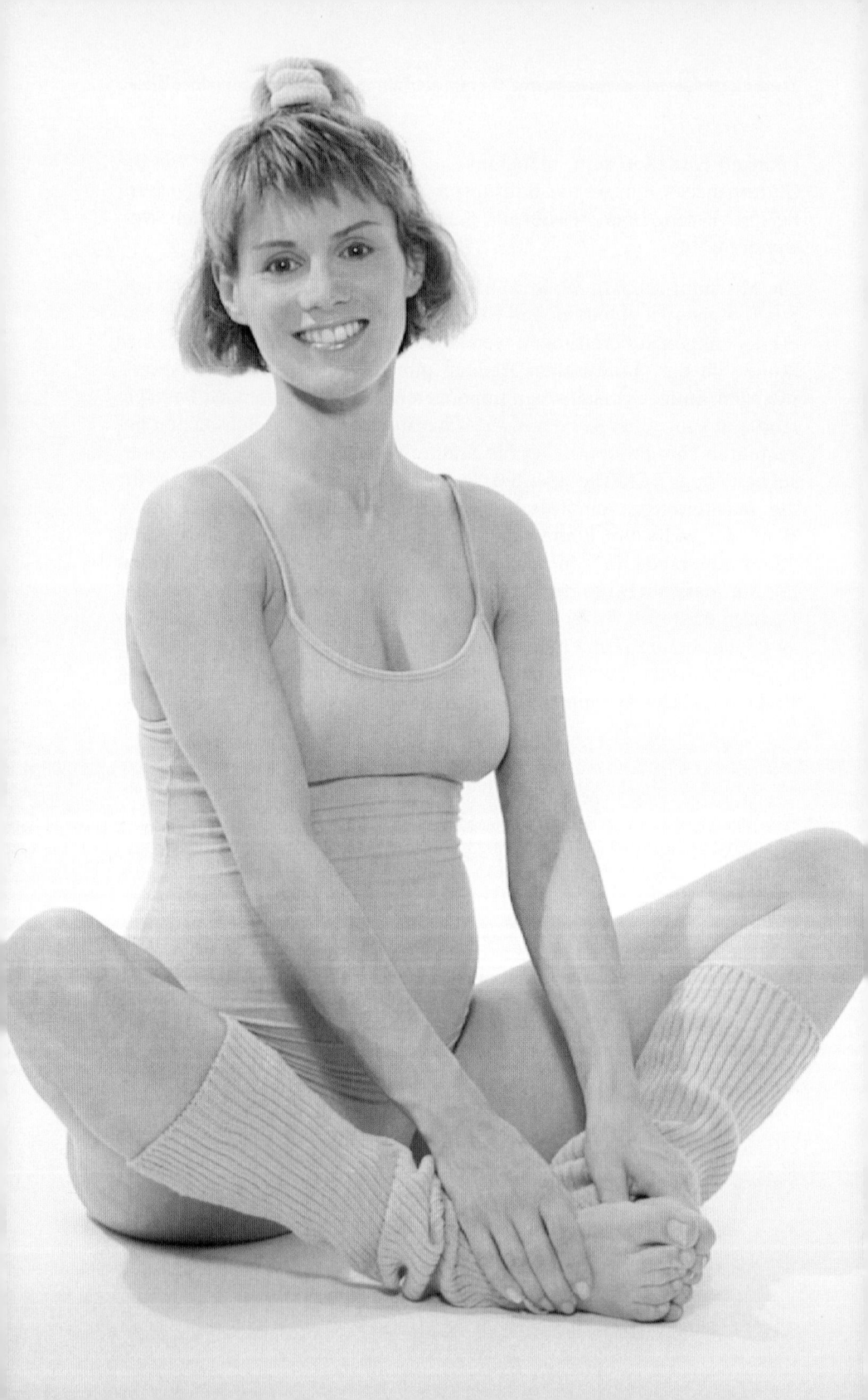

# Schwangerschaft mit Myomen

Bei Schwangeren, die Myome haben oder hatten, ist eine engmaschige medizinische Überwachung notwendig, damit eventuelle Komplikationen – auch während der Entbindung – sofort erkannt und behandelt werden können. Aber keine Angst: Oft verlaufen Schwangerschaft und Geburt ganz normal.

Bei der Diagnose »Myome« bekommen Frauen, die sich (weitere) Kinder wünschen, erst einmal einen Schreck: »Kann ich dann überhaupt schwanger werden und das Kind auch austragen?« Die Antwort lautet in den allermeisten Fällen: »Ja!« Kleine Myome, welche die Form der Gebärmutterhöhle nicht zu stark verändern und keine Beschwerden bereiten, »stören« in der Schwangerschaft meist überhaupt nicht. Wenn die Myome größer sind und/oder ungünstig liegen, muss im Einzelfall entschieden werden, ob vor einer geplanten Schwangerschaft eine Myomenukleation (Seite 32) durchgeführt werden soll. In beiden Fällen – ob die Myome entfernt wurden oder nicht – kann die Schwangerschaft ganz normal verlaufen. Da Komplikationen aber nicht auszuschließen sind, wird den Schwangeren eine engmaschige Überwachung empfohlen (mehr dazu ab Seite 64).

## Mögliche Komplikationen und wie sie behandelt werden

Bei Frauen, die Myome haben, kann es passieren, dass sich die befruchtete Eizelle an einer ungünstigen Stelle in der Gebärmutter einnistet und es dann vor allem in den ersten drei Monaten der Schwangerschaft zu einer **Fehlgeburt** kommt. Insgesamt ist die Rate der Fehlgeburten bei Schwangeren mit Myomen gegenüber dem Durchschnitt um etwa 15 Prozent höher.

**Vorzeitige Wehen** sind möglich, wenn die Myome ungünstig liegen und dem Mutterkuchen die Blutversorgung streitig machen. Häufig ist dann in der Schwangerschaft mehr Schonung nötig als sonst. Manche Frauen müssen sogar über längere Zeit strikte Bettruhe einhalten, damit es nicht zu einer Frühgeburt kommt.

Wenn die Wehentätigkeit trotz Bettruhe anhält, muss sie zusätzlich mit Medikamenten gedämpft werden. Die erste Stufe der Behandlung ist ein Magnesiumpräparat (als Tabletten oder Brausepulver). Dieser Mineralstoff entspannt verkrampfte Muskulatur im ganzen Körper. Häufige Waden- und Zehenkrämpfe sind ein Anzeichen für Magnesiummangel, und auch vorzeitige Wehen können dadurch verursacht werden. Bei leichten vorzeitigen Wehen können homöopathische Präparate wie zum Beispiel Bryophyllum oder Sepia helfen, die jedoch individuell verordnet werden müssen. Auch wenn Sie mit der Homöopathie schon ein wenig Erfahrung haben – doktern Sie auf keinen Fall selbst herum, sondern überlassen Sie die Behandlung einer erfahrenen Gynäkologin oder Hebamme. Dann können Sie sicher sein, dass Sie rechtzeitig ins Krankenhaus geschickt werden, wenn stärkere Medikamente nötig sind.

Die meisten schulmedizinischen Präparate gegen vorzeitige Wehen, zum Beispiel Partusisten® oder Spiropent®, lösen im Körper eine Stressreaktion aus. Das klingt paradox, macht aber Sinn: Frauen sind nämlich genetisch so »programmiert«, dass sie nicht gleichzeitig ein Kind gebären und auf eine Gefahr reagieren können. Das Medikament, das bei heftigen Wehen auch als Infusion gegeben werden kann, stimuliert die körpereigenen Rezeptoren (»Andockstellen«) von Stresshormonen. Die Auswirkungen: Der Puls steigert sich, die Atmung wird tiefer und die Blutzufuhr zur Skelettmuskulatur erhöht sich. Gleichzeitig wird die Wehentätigkeit gestoppt. Dieser »künstliche« Stresszustand erzeugt Nebenwirkungen wie Pulsrasen und Einschlafstörungen – und das kann für eine Schwangere, die dabei im Bett liegen bleiben und sich ruhig verhalten soll, sehr unangenehm sein. Normalerweise klingen die Beschwerden aber nach zwei bis drei Tagen ab. Meist lässt sich der Körper durch diese Behandlung für eine Weile täuschen – und jeder Tag, um den die Geburt verzögert werden kann, ist für die Entwicklung des Kindes ein Gewinn.

Eine weitere mögliche Komplikation ist zum Glück sehr selten: Wenn ein Myom in der Frühschwangerschaft so schnell wächst, dass seine Blutgefäße es nicht mehr ernähren können, kann es zum Absterben (Nekrose) von Gewebe im Zentrum des Myoms kommen. Solche **Myomnekrosen** können außerordentlich schmerzhaft sein. Meist lassen sie sich mit Bettruhe und schmerzstillenden Maßnahmen (Medikamente, Akupunktur) behandeln. Gelegentlich ist es jedoch unumgänglich, das nekrotische (absterbende) Myom noch in der Schwangerschaft zu entfernen. Bei dieser Operation ist das Risiko einer Fehlgeburt relativ hoch.

Eine Schnittentbindung kann notwendig werden, wenn die Myome sehr ungünstig vor dem inneren Muttermund liegen und das Kind daran hindern, sich in die (senkrechte) Geburtslage zu drehen oder ihm bei der Geburt den Weg versperren würden. Doch bei vielen Frauen sind Schwangerschaft und Entbindung trotz der Myome ganz und gar unproblematisch.

# Wenn Sie nach einer Myomenukleation schwanger werden

Nach einer Myomenukleation (Seite 32) wird empfohlen, mindestens sechs Monate, besser ein Jahr mit einer Schwangerschaft zu warten, sodass aus den Nähten der Gebärmutterwand haltbare Narben werden. Wenn sehr viele Myome herausgenommen wurden, bestellen einige Operateure die Patientinnen nach einem halben Jahr noch einmal zu einer Bauchspiegelung, um zu überprüfen, ob alles gut zusammengewachsen ist. Diese »Second-Look-Laparoskopie« wird aber immer seltener vorgenommen. Zwar verheilt die Gebärmuttermuskulatur (Myometrium) meist sehr gut – viele Frauen können nach einer Schnittentbindung ihr zweites Kind ohne Komplikationen austragen und gebären. Narbengewebe ist allerdings nie ganz so elastisch und reißfest wie das ursprüngliche Gewebe. Deshalb besteht ein – wenn auch sehr geringes – Risiko, dass die Gebärmutter durch die Dehnung in der Schwangerschaft oder während der Entbindung im Bereich der Nähte nachgibt und schließlich aufplatzt.

Eine Uterusruptur (Aufreißen der Gebärmutter) kann zu starken Blutungen in den Bauchraum führen und für Mutter und Kind lebensbedrohlich sein. Aber bitte keine Angst: Diese Komplikation ist wie gesagt, sehr selten, im Schnitt ist ungefähr eine von 2000 Schwangeren betroffen.

## Was die Einstufung als »Risikoschwangere« bedeutet

Schwangere, die Operationen und andere Eingriffe an der Gebärmutter hinter sich haben, wie zum Beispiel eine Myomenukleation, eine plastische Operation wegen einer Gebärmuttermissbildung oder eine Schnittentbindung, werden im Mutterpass als »Risikoschwangere« eingestuft. Dasselbe gilt, wenn bei einer Frau zwei oder mehr Schwangerschaftsabbrüche oder Ausschabungen nach Fehlgeburten vorgenommen wurden. In den meisten Fällen ist das eine reine Vorsichtsmaßnahme. Sie bedeutet u. a., dass Sie gegen Ende der Schwangerschaft häufiger als üblich zur Vorsorgeuntersuchung gebeten werden. Dann können die Ärzte frühzeitig reagieren, falls sich Komplikationen während der Entbindung anbahnen. So kann gegen Ende der Schwangerschaft die Dicke der Operationsnarben mit Ultraschall ausgemessen werden, wenn Ihnen Myome an der Vorderwand der Gebärmutter herausoperiert wurden (die Hinterwand der Gebärmutter ist meistens nicht gut einsehbar). Anhand der Narbendicke lässt sich einschätzen, ob die Gefahr einer Uterusruptur besteht (Seite 65).

## Uterusruptur: Anzeichen und Behandlung

Das Aufreißen der Gebärmutter ist eine sehr seltene Komplikation in der Schwangerschaft. Wenn es jedoch dazu kommt, besteht akute Gefahr für Mutter und Kind. Deshalb hier die wichtigsten Informationen für diesen Notfall:

Eine Uterusruptur ist nicht abhängig von körperlicher Aktivität, sie kann also auch nachts im Bett auftreten. Ein Anzeichen sind zunehmend starke Schmerzen im Unterbauch, die eventuell plötzlich mit einem Erleichterungsgefühl aufhören. Der Grund: Schmerzhaft ist vor allem die Überdehnung der Narbe, das eigentliche Reißen tut dann nicht mehr weh. Falls Sie so etwas im letzten Drittel der Schwangerschaft verspüren: sofort ins nächste Krankenhaus!

Bei einer Uterusruptur muss das Kind schnellstmöglich über einen Bauchschnitt »geholt« und die Blutung aus den Rissrändern gestoppt werden. Da die Gebärmutter in der Schwangerschaft sehr gut durchblutet ist – am Geburtstermin fließt pro Minute etwa ein Liter Blut durch die Gefäße –, kann es bei einer Uterusruptur zu einem lebensbedrohlichen Blutverlust kommen. Dann ist unter Umständen die Entfernung der Gebärmutter unumgänglich. Die Gebärmutter wieder zusammenzunähen, sodass das Kind ausgetragen werden kann, ist nicht möglich. Da die meisten der – glücklicherweise seltenen – Rupturen in der Spätschwangerschaft auftreten, können die »Frühchen« so behandelt werden, dass es trotz ihrer Unreife nicht zu dauerhaften Problemen kommt.

Es kann natürlich auch sein, dass die starken Schmerzen eine ganz andere, womöglich banale Ursache haben. Klarheit bringt jedoch nur eine Untersuchung und im Ernstfall zählt jede Minute für Sie und Ihr Kind. Sollte es dann doch »blinder Alarm« sein, wird Ihnen kein Arzt übel nehmen, dass Sie ins Krankenhaus gekommen sind.

# Mögliche Komplikationen nach einer Myomresektion

Wenn bei Ihnen eine Myomresektion durch eine Hysteroskopie (Seite 19) vorgenommen wurde, könnten Narben und andere Veränderungen in der Gebärmutterschleimhaut zurückbleiben. In seltenen Fällen kommt es dadurch bei einer Schwangerschaft zu einer **Einnistungsanomalie**. Das bedeutet, dass sich die befruchtete Eizelle nicht oben hinten in der Gebärmutterhöhle einnisten kann, wo die Blutversorgung durch den Mutterkuchen (Plazenta) während der Schwangerschaft am besten ist, sondern einen anderen Ort wählen muss. Bei solchen untypischen Einnistungsstellen kann es passieren, dass der Mutterkuchen unten liegt und nicht wie sonst oben in der Gebärmutterhöhle. Wenn die Plazenta den Muttermund ganz oder zum größten Teil verdeckt (Placenta praevia), ist eine normale Geburt nicht möglich. Dann wird von vornherein eine Schnittentbindung geplant, die ca. zwei Wochen vor dem errechneten Geburtstermin vorgenommen wird, damit es nicht zu Blutungen durch die einsetzenden Wehen kommen kann.

Zur Sicherheit wird bereits die Schwangerschaft engmaschig überwacht. Denn zum einen ist die Blutversorgung des Embryos nicht optimal, zum anderen können in der Schwangerschaft Blutungen auftreten. Der Grund: Die »Basis« der Gebärmutter (Fundus) wächst in der Schwangerschaft sehr stark, der Mittelteil nimmt ein wenig an Größe zu, der Gebärmutterhals verändert sich gar nicht. Ist die Plazenta nach unten verlagert, zieht der schneller wachsende Gebärmutteranteil an dem Mutterkuchen, einzelne Stellen können sich lösen und das kann bluten. Diese Blutungen, die meist nach dem vierten Monat auftreten, sind nur sehr selten bedrohlich für die Schwangerschaft. Meist genügen ein paar Tage strenge Bettruhe in der Klinik und Magnesiumtabletten, um die Gebärmutter ruhig zu halten (Magnesium wirkt vorzeitigen Wehen entgegen). Dann wächst die Plazenta wieder fest.

Liegt der Mutterkuchen ganz vor dem Muttermund, können die Blutungen recht stark sein. Dann sind stärkere Wehen hemmende Medikamente nötig, damit sich die Plazenta nicht ganz löst. Diese meist als Infusion gegebenen Wehenhemmer werden oft mit Spritzen kombiniert, die die Reifung der Lungenzellen des Kindes fördern. Das ist eine Vorsichtsmaßnahme für den Fall, dass die geplante Schnittentbindung vorzeitig vorgenommen werden muss.

Insgesamt ist das Risiko einer irregulären Lage des Mutterkuchens gering. Hinzu kommt, dass bei 80 bis 90 Prozent der betroffenen Frauen der Mutterkuchen bis zum Ende der Schwangerschaft höher »wandert« und eine annähernd normale Lage erreicht, sodass es bei der Entbindung keine Probleme gibt. Nur bei einer von etwa 200 Schwangerschaften liegt die Plazenta zum Geburtszeitpunkt noch zu tief – die Komplikation ist also relativ selten. Sollte es trotzdem dazu kommen, können Schäden für Mutter und Kind mit den Mitteln der modernen Medizin fast immer vermieden werden. Abgesehen davon, dass sie möglicherweise mit einem etwas geringeren Geburtsgewicht auf die Welt kommen, entwickeln sich die Kinder normal und den Gewichtsrückstand holen sie schnell auf.

Eine weitere mögliche Komplikation nach operativen Eingriffen an der Gebärmutter: Manchmal haftet die Plazenta fester an der Gebärmutterwand oder die Trennschicht ist ungleichmäßig. Das beeinträchtigt weder die Schwangerschaft noch die Entwicklung und die Geburt des Kindes. Es kann jedoch in der Nachgeburtsphase Probleme geben, weil die Plazenta sich nicht zügig löst. Dabei spielen auch andere Faktoren eine Rolle, etwa eine volle Blase, die die Nachwehen hemmt und Schwierigkeiten beim Wasserlassen unmittelbar nach der Geburt.

Manchmal genügt es bereits, dass die Hebamme die Blase mit einem kleinen Plastikkatheter entleert. Kommt die Plazenta dann immer noch nicht, gibt es mehrere Wege, die Nachgeburt in Gang zu bringen, zum Beispiel durch Massieren des Uterus in Kombination mit Kontraktionsmitteln. Auch homöopathische Medikamente oder Akupunktur bringen oft innerhalb weniger Minuten den gewünschten Erfolg.

Löst sich die Plazenta nicht oder nur zum Teil, muss der Uterus »von Hand« oder mit einer stumpfen Metallschlaufe entleert werden (Nachcürettage). Der Grund: Stecken gebliebene Mutterkuchenstückchen, auch wenn sie gerade einmal markstückgroß sind, können neben starken Nachblutungen auch Entzündungen hervorrufen (Kindbettfieber). Der Eingriff dauert fünf bis sieben Minuten. Nach einer Periduralanästhesie (»Rückenmarkspritze«) ist die Körperregion noch betäubt und deshalb auch nicht schmerzempfindlich. Sonst kann eine kurze Narkose gegeben werden. In einigen Kliniken tun die Geburtshelfer das grundsätzlich, damit es nicht zu Verletzungen kommt, wenn die junge Mutter vor Schmerz zusammenzuckt.

Der Nachteil der Narkose: Obwohl sie nur kurz andauert, sind die Frauen danach noch eine ganze Weile benommen, schlafen immer wieder ein und können das Neugeborene gar nicht richtig begrüßen. Deshalb lässt man in manchen Krankenhäusern die Frauen selbst entscheiden, ob sie eine Narkose möchten oder nicht. Frauen, die den Eingriff ohne eine Narkose durchführen ließen, beschreiben ihn als unangenehm, aber nicht unerträglich. Die Gebärmutter selbst ist übrigens wenig schmerzempfindlich – sonst wäre jede Bewegung des Kindes im Bauch eine Tortur. Der Geburtsschmerz entsteht vor allem durch die Dehnung des Muttermundes und der Geburtswege.

Für alle Fälle können Sie sich vor der Entbindung zwei homöopathische Mittel besorgen: Bellis perennis in der Potenz D 6 (zweimal täglich fünf Kügelchen) oder D 12 (einmal täglich fünf Kügelchen) fördert das Abheilen der Gebärmutter nach einer Kürettage oder Austastung. Nux vomica in der Potenz D 12 (je drei Kügelchen vor der Narkose und nach dem Aufwachen) hilft, schneller mit den Nachwirkungen einer Narkose fertig zu werden. Beide Mittel dürfen auch von stillenden Frauen genommen werden.

## Wie Sie die Risiken in der Schwangerschaft gering halten können

● Achten Sie ganz besonders auf Ihre Ernährung: Essen Sie eiweißreich (z. B. Milchprodukte oder Hülsenfrüchte) und nehmen Sie viel frisches Obst und Gemüse zu sich. Myome beanspruchen einen Teil der Durchblutung der Gebärmutter für sich. Umso wichtiger ist es also, dass das Blut reichlich Nährstoffe enthält, damit für das Kind genug übrig bleibt. Wenn Sie tagsüber (zum Beispiel am Arbeitsplatz) nicht dazu kommen, etwas Frisches zu essen, können Sie zur Ergänzung ein Multivitamin- und Mineralstoffpräparat speziell für Schwangere einnehmen (z. B. OrthoNatal®, Femibion® oder NeoVin®).

● Vermeiden Sie lange Reisen in der Schwangerschaft, vor allem in Länder mit schlechterem medizinischen Versorgungsstandard.

● Halten Sie die Vorsorgetermine bei Ihrer Frauenärztin, ggf. auch bei Ihrer Hebamme ein. Gehen Sie sofort hin, wenn Sie Unterleibsschmerzen oder Blutungen haben.

● Auch wenn Sie bereits wissen, dass eine Schnittentbindung vorgenommen werden muss, machen Sie einen Geburtsvorbereitungskurs mit. Sie bekommen dort auch viele Informationen über die Zeit nach der Entbindung. Wenn Sie wegen vorzeitiger Wehen überwiegend liegen müssen, kann die Hebamme die Geburtsvorbereitung in Einzelsitzungen (auch in der Klinik) mit Ihnen durchführen Bei Risikoschwangeren können Frauenärztinnen und Frauenärzte diese Einzelbetreuung auf Kassenrezept verordnen.

● Entscheiden Sie frühzeitig, in welcher Klinik Sie entbinden wollen. Eine Hausgeburt oder eine Entbindung in einem Geburtshaus ist nach Uterusoperationen nicht anzuraten. Wenn Sie auf die Begleitung Ihrer Hebamme nicht verzichten möchten, fragen Sie nach, ob es in der Klinik möglich ist, mit der eigenen Hebamme zu entbinden (Beleghebamme).

● Fragen Sie beim »Storchenabend« oder bei der Kreißsaalführung, ob in der Klinik eine ambulante Geburtsplanung üblich ist. Viele Geburtshelfer möchten Risikoschwangere gerne drei bis vier Wochen vor der Entbindung schon einmal sehen. Bei diesem Termin werden u. a. ein Anamnesegespräch (Seite 95) geführt und die Aufnahmepapiere für die Geburt angelegt. Wenn Sie nicht in der Klinik entbinden möchten, in der Sie operiert worden sind, bringen Sie eine Kopie des Operationsberichts mit. Bei der Geburtsplanung wird auch die Wahrscheinlichkeit einer Schnittentbindung besprochen.

● Wenn Sie sich mit anderen Frauen beraten möchten, die unter vergleichbaren Voraussetzungen (z. B. nach einer Myomenukleation) ihr Kind bekommen haben, fragen Sie in der Klinik, ob es dort eine Adressenkartei der Frauen gibt, die bereit sind, von ihren Erfahrungen zu berichten.

## Zufallsentdeckung

Geschichten wie diese kennen alle Ärztinnen und Ärzte, die in der Geburtshilfe arbeiten: Bei einer Frau, deren Schwangerschaft ganz normal verlaufen war, mussten wir eine Schnittentbindung vornehmen, weil die Herztöne des Kindes auffällig waren und Verdacht auf einen beginnenden Sauerstoffmangel bestand.

Tatsächlich hatte sich der kleine Turner im Mutterleib die Nabelschnur einmal um den Hals und dann wie Hosenträger um den Oberkörper gewickelt. Beim Zusammennähen des Uterus zählten wir acht Myome, die zum Teil fast pflaumengroß waren. Die junge Mutter, die von den Myomen gar nichts wusste, hatte weder während der Schwangerschaft noch davor Beschwerden gehabt. Die Myome waren auch nicht die Ursache für das Verwickeln der Nabelschnur. Wir haben sie deshalb an Ort und Stelle belassen.                                                                    D.S.

## Was bei der Entbindung anders ist

Wenn Sie eine Uterusoperation hinter sich haben, aber voraussichtlich keine Schnittentbindung nötig ist, werden Sie lediglich etwas engmaschiger überwacht. So werden zum Beispiel die kindlichen Herztöne häufiger kontrolliert. In vielen Kliniken wird Gebärenden, die eine Myomenukleation hinter sich haben, bewusst keine Rückenmarksanästhesie (PDA) zur Schmerzerleichterung angeboten. Der Grund: Die Narkose könnte Schmerzen im Bereich der Uterusnarbe unterdrücken, und eine Uterusruptur würde dann zu spät erkannt. Wenn die geburtsbegleitenden Hebammen und Ärztinnen sich mit Homöopathie und Akupunktur gut auskennen, wird eine PDA ohnehin nur äußerst selten gebraucht.

Sollte die Geburt sich lange hinziehen, wird die Entscheidung, eine Schnittentbindung vorzunehmen, schneller fallen als sonst üblich. Unnötiges Überdehnen der Gebärmutter durch ineffektive Wehen soll nach Möglichkeit vermieden werden.

Viele Geburtshelfer sind der Meinung, dass bei Frauen, die an der Gebärmutter operiert wurden, auch die Phase der Presswehen nicht zu lange andauern sollte. Die Gebärende soll die Wehen möglichst lange veratmen und erst, wenn das Kind schon ein ganzes Stück in das Becken hereingerutscht ist, fordert die Hebamme zum Mitpressen auf. Eventuell wird das Kind, wenn es den Beckenboden erreicht hat, mit einer Zange oder Saugglocke gehalten, sodass es in der Wehenpause nicht wieder nach oben wegschlüpfen kann, wie es sonst geschieht. So wird die Dehnung der Scheide auch in der Wehenpause gehalten und die Austreibungsphase abgekürzt. Um weitere Zeit zu gewinnen, wird ein Dammschnitt angelegt – das Dehnen des Damms kann bei einer Erstgebärenden zehn bis 20 Minuten dauern.

Wenn das Kind und die Nachgeburt da sind, wird die Gebärmutter eventuell von innen mit der Hand ausgetastet. So lässt sich feststellen, ob die Narben »gehalten« haben. Diese Untersuchung ist unangenehm, doch im Vergleich mit dem Kind, das Sie gerade geboren haben, sind die Finger der Ärztin klein. Manche Frauen sind nach der Geburt allerdings so erschöpft, dass sie keine weiteren Schmerzen ertragen können. Dann wird eine leichte Narkose gegeben.

Wenn Sie zügig entbinden oder vor der Myomenukleation bereits Kinder spontan geboren haben, kann die Geburt aber auch ganz normal ablaufen. Eingegriffen wird grundsätzlich nur bei Verzögerungen oder Problemen.

Auch wenn die Wahrscheinlichkeit, einen Dammschnitt zu bekommen bei voroperierten Frauen höher ist, lohnt es sich, ab 6 Wochen vor dem Entbindungstermin, Damm-Massagen (Infos gibt es bei Hebammen) durchzuführen – das Gewebe wird besser durchblutet und Verletzungen heilen schneller.

Macht eine Dammverletzung Beschwerden, sind Sitzbäder aus Meersalz mit ätherischen Ölen wie Schafgarbe, Lavendel oder mit Eichenextrakt wohltuend. Bezugsquelle: Bahnhof Apotheke Kempten (S. 131 – gutes Wundheilungssitzbad).

## Was bei einem Dammschnitt geschieht

Beim Dammschnitt wird die Hautmuskelbrücke zwischen Scheide und After während der Entbindung teilweise durchtrennt. Dieser Eingriff wird vorgenommen, um den Durchtritt von Köpfchen oder Steiß zu erleichtern. Er ist nötig, wenn das Kind wegen drohenden Sauerstoffmangels zügig kommen soll, oder Zange bzw. Saugglocke eingesetzt werden müssen. Beim Dammschnitt wird entweder »mittig« (median) in Richtung After oder seitlich in Richtung Gesäßhälfte (mediolateral) geschnitten. Beide Arten der Schnittführung haben Vor- und Nachteile. Insgesamt gilt jedoch der mediane Schnitt heute als weniger belastend für die Frauen. Er verheilt besser, weil in der Mitte nicht so viel Muskelgewebe und Blutgefäße liegen. Bevor Sie sich für eine Geburtsklinik entscheiden, fragen Sie, welche Art des Dammschnitts überwiegend angewendet wird und warum. Außerdem wichtig: Welches Nahtmaterial wird verwendet? Im Zeitalter der selbstauflösenden Fäden vom Typ Vicryl® oder Polysorb® ist Fädenziehen in dieser Körperregion nicht mehr nötig.

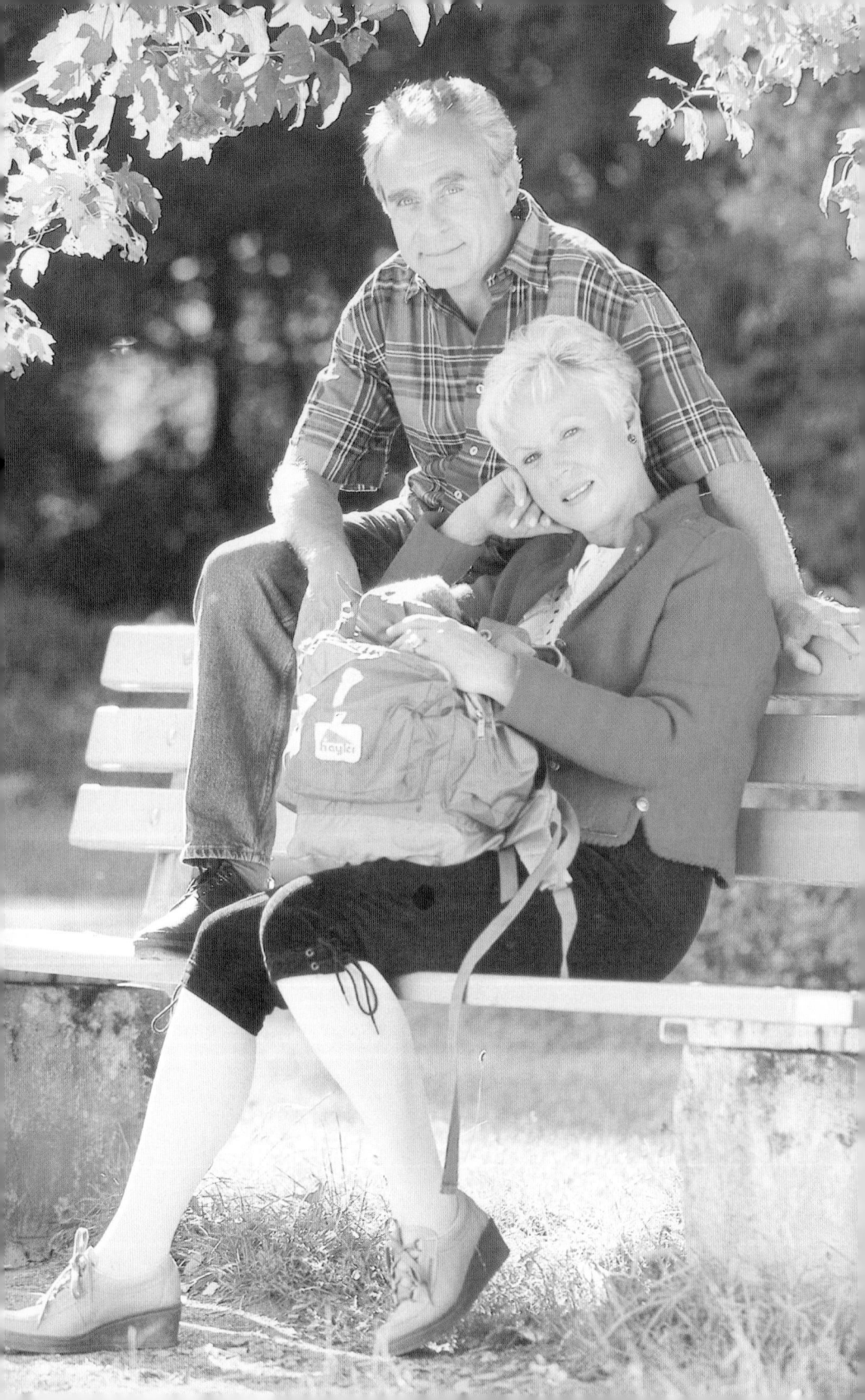

# Wenn die Gebär-mutter entfernt werden muss

Wenn eine Gebärmutterent-fernung (Hysterektomie) un-umgänglich ist oder Sie sich dazu entschlossen haben, weil Sie die Beeinträchtigung durch Ihre Myome nicht mehr tolerieren können, soll-ten Sie sich in Ruhe auf den Eingriff vorbereiten. Bei die-ser Operation geht es nicht um eine lebensbedrohliche Erkrankung, es kommt also auf ein paar Wochen nicht an.

Bei Frauen über 40, die keine Kinder mehr wollen, ist die Entfernung der Gebärmutter immer noch die am häufigsten angewendete Therapie bei Myomen. Für manche Frauen bedeutet der Eingriff eine Erleichterung: Sie genießen es, die extremen Blutungen und anderen Beschwerden endlich los zu sein. Andere haben das Gefühl, dass ihnen durch den Eingriff etwas Wesentliches genommen wird. Wenn auch Ihnen die Vorstellung, die Gebärmutter nicht mehr zu haben, unangenehm ist: Lassen Sie sich nicht drängen, prüfen Sie die möglichen Alternativen und holen Sie eine zweite Meinung ein, bevor Sie sich entscheiden.

## Kein Grund zur Eile

Einige Ärzte neigen dazu, »Druck zu machen«, wenn sie eine Operation für notwendig halten. Die Frauen haben die Empfehlung gerade gehört und sollen am besten gleich einen Operationstermin machen. Für diese Eile besteht in den allermeisten Fällen überhaupt kein Grund. Eine Gebärmutterentfernung ist normalerweise keine Notfalloperation (bei den extrem seltenen Fällen dieser Art sind meist Frauen betroffen, die gerade entbunden haben). Das heißt, Sie müssen erst einmal gar nichts entscheiden, sondern können sich in Ruhe informieren. Hier geht es nicht darum, Ihnen eine notwendige Operation auszureden. Vieles spricht jedoch dafür, die Vor- und Nachteile einer Gebärmutterentfernung sorgfältiger abzuwägen, als das bisher oft geschieht:

Über 80 Prozent der Hysterektomien werden wegen Myomen, Blutungsstörungen oder auch nur »weil die Gebärmutter zu groß ist« durchgeführt. Nach vorsichtigen Schätzungen wären bei einem Drittel bis der Hälfte der betroffenen Frauen auch schonendere Therapien möglich gewesen. Nur bei 10 bis 20 Prozent der Hysterektomien gibt es einen zwingenden Grund: eine Krebserkrankung oder eine Krebsvorstufe (Präkanzerose). Gynäkologinnen ordnen Gebärmutterentfernungen deutlich seltener an als ihre männlichen Kollegen.

Von den Arztfrauen im Alter ab 60 haben nur halb so viele eine Hysterektomie hinter sich wie der Durchschnitt dieser Altersgruppe. Der Grund liegt auf der Hand: Diese Frauen »sitzen an der Quelle« der medizinischen Informationen und nutzen deshalb auch alternative Möglichkeiten.

Aus Sicht der Naturheilkunde ist die Hysterektomie lediglich eine Symptombehandlung. Die Ursache, ein Ungleichgewicht innerhalb des Organismus, bleibt auch nach dem Eingriff bestehen. Wird die zugrunde liegende Störung behandelt, gehen häufig auch die Beschwerden an der Gebärmutter zurück. Leider werden solche Kenntnisse in der üblichen schulmedizinischen Ausbildung kaum vermittelt.

Wenn Sie bereits einen Operationstermin vereinbart haben und Sie die Entscheidung im Nachhinein falsch finden, können Sie den Termin auch wieder absagen (nach Möglichkeit bitte nicht erst einen Tag vorher). Dazu genügt ein Anruf im Sekretariat der Klinikabteilung.

Hier ein Überblick über die wichtigsten Verfahren der Hysterektomie. Wir haben den Ablauf der Operationen bewusst ausführlich dargestellt. Wenn Sie eine Vorstellung davon haben, welche Eingriffe an Ihrem Körper vorgenommen wurden, können Sie auch besser nachvollziehen, woher die Beschwerden nach dem Aufwachen kommen (Seite 101) und warum körperliche Schonung in der ersten Zeit so wichtig ist (Seite 107). Ansonsten gilt: keine Angst, bitte! Die Hysterektomie, egal auf welche Art, ist ein Routineeingriff und Komplikationen sind extrem selten.

## Die Operation durch die Scheide (vaginale Hysterektomie)

Dieses Verfahren kommt für Sie in Frage, wenn

- Ihre Gebärmutter relativ klein ist,
- der Eingriff wegen Blutungsproblemen vorgenommen werden soll
- und/oder Sie wenige, eher außen sitzende Myome haben.

Die Operation wird zusätzlich erleichtert, wenn Sie bereits geboren haben (nicht per Schnittentbindung), die Scheide also bereits »vorgedehnt« ist. Es gibt keinen festen Richtwert dafür, bis zu welcher Größe sich der Uterus gut durch die Scheide entfernen lässt. Sicher ist jedoch: Eine Frau, die drei oder vier Kinder »spontan« (also ohne instrumentelle Hilfe) geboren hat, kann im Vergleich zu einer anderen, die nie schwanger war, ein Mehrfaches des Uterusgewichts durch die Vagina »hergeben«.

In einer Klinik, in der diese Operation oft durchgeführt wird, ist sie meist ein problemloser Routineeingriff. Für Frauen mit großer Gebärmutter, und/oder vielen großen Myomen und Verwachsungen im Unterbauch ist die vaginale Hysterektomie nur bedingt zu empfehlen. Die Operation dauert 35 bis 60 Minuten, je nach Größe der Gebärmutter.

### Die Vorbereitung im Operationssaal

Nach gründlicher Desinfektion der Scheide und des Genitalbereichs wird die Patientin bis auf den Scheideneingang mit sterilen Tüchern abgedeckt. Der Körper wird wie auf dem gynäkologischen Untersuchungsstuhl gelagert. Sie werden dann schon schlafen. Denn in den meisten Kliniken ist es üblich, die Patientinnen so lange unter Tüchern oder Decken liegen zu lassen, bis die Narkose »sitzt«. Das hat zwei Gründe: Man will das Schamgefühl der Frauen nicht verletzen und sie sollen nicht frieren. In Operationssälen ist es nämlich relativ kühl. Das ist eine der Maßnahmen, mit denen das Infektionsrisiko klein gehalten wird – bei höheren Temperaturen vermehren sich Keime schneller.

### Der Eingriff selbst

Zunächst werden zwei Spekula in die Scheide eingeführt und die Scheidenwände damit auseinander gehalten. Diese Instrumente ähneln denen, die Frauenärztinnen und Frauenärzte bei der Vorsorgeuntersuchung verwenden. Dann wird der Muttermund (Portio) mit einer Zange angehakt und die Gebärmutter nach unten in den Scheideneingang gezogen. Die Scheidenschleimhaut und -muskulatur wird nahe der Portio durchtrennt; vorne wird die Blase, hinten der Enddarm von der Gebärmutter weggeschoben. Danach wird die Gebärmutter Schritt für Schritt von ihren Haltebändern abgelöst. Sie müssen gründlich abgebunden werden, weil darin Blutgefäße verlaufen. Dazu verwendet der Operateur spezielle Klemmen, die die Bänder, das Bindegewebe und die darin laufenden Gefäße fassen. Er setzt abwechselnd rechts und links je eine oder zwei Klemmen und »klettert« so dicht an der Gebärmutter nach oben, bis die Eileiter erreicht sind.

Die Gebärmutter wird in die Scheide vorgewälzt und die Eileiter werden dicht an der Gebärmutter abgelöst. Jetzt ist die Gebärmutter vollständig von ihrem Halteapparat und den mit ihr verbundenen Nachbarorganen getrennt. Wenn die Myome oder ein einzelnes großes Myom das Vorwälzen behindern, schneidet der Operateur zunächst einige Myome aus, um den Uterus zu verkleinern. Dann wird die Gebärmutter aus der Scheide gezogen. Bei einer großen Gebärmutter und/oder vielen Myomen muss die Scheide unter Umständen extrem gedehnt werden und es kommt dann leicht zu Schürfwunden in der Scheidenschleimhaut. Im ungünstigsten Fall kann sogar ein Dammschnitt nötig werden, um die Gebärmutter zu entfernen. Wenn das vorher abzusehen ist, wird von der vaginalen Hysterektomie abgeraten.

Im weiteren Verlauf der vaginalen Hysterektomie wird die offene Bauchhöhle begutachtet. Der Operateur sieht sich die Eileiter und Eierstöcke an und prüft, ob es irgendwo blutet und noch weitere Nähte zu setzen sind. Ist alles in Ordnung, wird die Wunde schrittweise wieder verschlossen. Die letzte Schicht, die Scheidenschleimhaut, wird ein paar Millimeter offen gelassen, damit Wundsekret, das sich zwischen Bauchfell und Scheidenende sammelt, abfließen kann. Der Grund für diese Vorsichtsmaßnahme: Aufgestautes Wundsekret kann eine Infektion begünstigen.

### Die Vorteile des Verfahrens

- Wenn Ihre Gebärmutter eher klein ist, kann der Eingriff prinzipiell auch unter lokaler Betäubung, ohne Vollnarkose, vorgenommen werden; Sie bekommen dann eine Periduralanästhesie (PDA, Betäubung der abgehenden Rückenmarksnerven). Oft wird ein leichtes Beruhigungsmittel dazugegeben, sodass die Patientin entspannt, aber wach die Operation miterlebt. Dieses Verfahren wird derzeit vor allem bei Frauen mit einem erhöhten Risiko von Narkosekomplikationen durchgeführt (also zum Beispiel bei älteren Frauen, die zu Herzbeschwerden neigen). Einige Kliniken bieten den Eingriff unter lokaler Betäubung grundsätzlich allen Frauen an.
- Sie werden weniger Wundschmerzen haben, da kein Bauchschnitt vorgenommen wurde. Das Aufstehen nach der Operation tut nicht so weh; die meisten Frauen laufen am dritten Tag nach einer vaginalen Hysterektomie (der Tag des Eingriffs zählt nicht mit) ohne größere Beschwerden auf der Station herum. Die Gefahr dabei: Viele schonen sich nicht lange genug, weil sie keine schmerzende Bauchnarbe haben, die sie bremst (siehe auch Seite 107).
- Es bleiben keine äußerlich sichtbaren Narben zurück.
- Durch das baldige Aufstehen und Bewegen sinkt das Risiko von typischen Komplikationen wie zum Beispiel Thrombose, Lungenentzündung oder Darmverschluss.
- Die Darmfunktion kommt relativ schnell wieder in Gang – und das ist für Ihr Befinden in den ersten Tagen unter Umständen entscheidend. Blähungen sind zwar nichts Schlimmes, können aber zum Beispiel nach einem Bauchschnitt sehr unangenehm werden.
- Sie dürfen früher wieder nach Hause. Nach einer unkomplizierten Operation durch die Scheide werden Sie voraussichtlich etwa am fünften bis siebten Tag entlassen (wann genau, ist je nach Krankenhaus unterschiedlich); sonst müssen Sie im Schnitt einen bis zwei Tage länger bleiben.

### Die Nachteile des Verfahrens

- Bei einem großen Uterus und/oder vielen Myomen muss die Scheide extrem gedehnt oder aufgespritzt werden (Seite 76). Dann haben die Frauen nach dem Aufwachen starke Schmerzen in diesem Bereich. Manchen ist auch schon die bloße Vorstellung eines Eingriffs in diesem intimen Bereich sehr unangenehm, besonders im Zusammenhang mit dem Gefühl, unter Narkose ganz und gar ausgeliefert zu sein. Es gibt viele mögliche Gründe für diesen inneren Widerstand, etwa eine Vergewaltigung, eine extrem traumatisch erlebte Zangengeburt oder das religiöse Gebot, »dahinein« nur eine Frau sehen zu lassen.
- Bei Blutungen oder anderen Komplikationen während des Eingriffs kann die Operation schwierig werden. Der Grund: Das Operationsgebiet wird dann leicht unübersichtlich und, anders als beim Bauchschnitt, kann es kaum noch erweitert werden. Denn selbst wenn ein Kind durch die Scheide passt – sie ist nicht unendlich dehnbar. Auch dieser mögliche Nachteil ist eher bei einer großen Gebärmutter gegeben.
- Problematisch ist die vaginale Hysterektomie, wenn die Eierstöcke mit entfernt werden sollen. Es kommt gelegentlich vor, dass sie weit oben an der Beckenwand festgewachsen sind. Dann ist die Entfernung ausschließlich durch die Scheide aus mit einem erhöhten Nachblutungsrisiko verbunden oder sogar unmöglich (siehe auch Seite 82, LAVH).
- Bei Verwachsungen durch vorangegangene Operationen, Entzündungen oder Endometriose im Unterbauch steigt das Risiko von Verletzungen benachbarter Organe, zum Beispiel des Darms. In solchen Fällen empfiehlt sich der Bauchschnitt, der das Operationsgebiet übersichtlicher macht.

# Die Operation durch den Bauch (abdominale Hysterektomie)

Dieses Verfahren ist die Methode der Wahl, wenn

- die Gebärmutter sehr groß ist,
- Sie nie schwanger waren oder nur Schnittentbindungen hatten (dann ist der Bandapparat des Uterus nicht sehr beweglich und die Scheide eher eng),
- zahlreiche Verwachsungen zu erwarten sind,
- und/oder weitere Eingriffe im Unterleib notwendig sind wie zum Beispiel das Entfernen der Eierstöcke oder aber gleich »miterledigt« werden sollen wie etwa eine Bauchdeckenstraffung.

Die Operation dauert 50 Minuten bis zwei Stunden, je nach Größe der Gebärmutter und zusätzlichen Befunden, bei vielen Verwachsungen oder Zusatzeingriffen auch noch länger. Die **Vorbereitung im Operationssaal** ist dieselbe wie bei der vaginalen Hysterektomie (Seite 75), nur dass hier zusätzlich der Bauch desinfiziert und beim Abdecken frei gelassen wird. Der Körper wird in Rückenlage, wie auf einem harten Bett, gelagert.

## Der Eingriff selbst

Zum Eröffnen der Bauchdecken werden die Haut, das Unterhautfettgewebe und die Faszie (Bindegewebeschicht, die den Muskel umhüllt) mit einem Unterbauchquerschnitt durchtrennt. Die folgende Muskulatur und das Bauchfell werden längs, also in die andere Richtung durchtrennt. Dieser Wechsel in der Schnittrichtung ist wichtig, denn je nachdem, ob ein Gewebe längs oder quer zur Faserrichtung durchtrennt wird, heilt es unterschiedlich gut und die verschiedenen Gewebe verhalten sich jeweils anders. Wenn erst quer, dann längs geschnitten wird, ist der Heilungsverlauf am besten und die Narbe später am wenigsten zu sehen.

Gelegentlich entscheiden sich Operateure für eine andere Schnittführung, etwa wenn ein Narbenbruch von einer früheren Darmoperation in demselben Eingriff behoben werden soll. Ist eine Narbe von einer Schnittentbindung vorhanden, wird der gleiche Zugang wieder genommen und der alte Schnitt ca. zwei Zentimeter breit ausgeschnitten, sodass keine weitere Narbe entsteht. Solche Besonderheiten werden mit Ihnen vor der Operation besprochen.

Wenn der Bauch dann geöffnet ist, wird der Darm nach oben weggeschoben und die Gebärmutter angehoben. Die Eierstöcke, Eileiter und anderen Organe des kleinen Beckens werden inspiziert. Wenn keine Auffälligkeiten erkennbar sind, wird der Halteapparat des Uterus, oben bei den Eileitern und runden Mutterbändern beginnend, Schritt für Schritt abgeklemmt. Die darin verlaufenden Gefäße werden unterbunden und die Gebärmutter wird davon abgetrennt.

Die Blase wird nach Eröffnung des inneren Bauchfells weggeschoben und zum Schluss die Gebärmutter von der Scheide abgetrennt. Wie bei der vaginalen Hysterektomie (Seite 75) wird die Scheide bis auf eine wenige Millimeter große Öffnung an ihrem Ende wieder verschlossen. Gelegentlich wird ein dünner Plastikschlauch (genannt T-Drainage) durch diese Öffnung nach außen durch die Scheide geschoben, damit Wundsekret gut abfließen kann und eventuell entstehende Nachblutungen schnell erkannt werden. (Diese Scheidendrainage wird normalerweise am nächsten oder übernächsten Tag gezogen.) Der Operateur prüft, ob aus den Haltebändern noch Blutungen kommen bzw. zu erwarten sind; eventuell setzt er zusätzliche Nähte, bevor er das innere Bauchfell verschließt und den Bauch säubert.

Dann wird die Bauchdecke schichtweise verschlossen. Zuerst werden das äußere Bauchfell und die Muskulatur vom Bauchnabel in Richtung Schambein längs genäht. Die restlichen Nähte verlaufen quer. Damit es später möglichst nicht zu Narbenbrüchen kommt, muss vor allem die Faszie fest vernäht werden. Von außen ist zum Schluss nur noch die Hautnaht sichtbar. Sie ist kleiner als die inneren Nähte, da die Haut leicht elastisch ist und sich zusammenzieht. All diese Fäden sind heute aus selbstauflösendem Nahtmaterial. Sie brauchen nicht gezogen zu werden und verschwinden innerhalb einiger Wochen.

Damit sich im Bereich der Operationswunde weniger Blutergüsse bilden, werden manchmal beim Verschließen der Bauchdecken auch ober- und/oder unterhalb der Faszie Drainageschläuche eingelegt. So können Blut und Wundsekret direkt abgesaugt werden. Diese Schläuche werden meist am zweiten oder dritten Tag nach der Operation gezogen. Ein anderes Mittel, Blutergüsse zu unterbinden, ist ein Sandsäckchen: Es wird für die ersten Stunden als Gewicht auf die Narbe gelegt, sodass sie sich zusammenzieht.

Wundern Sie sich nicht, wenn es in den ersten Tagen beim Aufstehen seitlich hinter und etwas oberhalb der Hautnaht drückt. Auch wenn der Hautschnitt so weit nicht reichte, dort sitzen die Eckknoten der fest gezogenen Fasziennaht. Kneifen kann es auch ca. drei bis vier Zentimeter unterhalb des Bauchnabels – dort sitzt der oberste Knoten der Muskelnaht.

## Welche Hautnaht?

Für die oberste Hautnaht, die auch von außen zu sehen sein wird, gibt es unterschiedliche Verfahren: Sie kann zum Beispiel geklammert oder in einem Stück genäht werden. Möglich ist auch, die Naht mit selbst auflösenden Fäden als Intrakutannaht, also in der Haut anzulegen. Welches Verfahren angewendet wird, ist von Klinik zu Klinik unterschiedlich, hängt aber auch vom erwarteten Verlauf der Wundheilung ab. Ein paar Anhaltspunkte für Sie:

Die Intrakutannaht ist beliebt, weil sie bald kaum noch zu sehen ist. Nach dem Entfernen des Verbands bleibt eine dünne Linie zurück, die rasch verblasst; Fädenziehen ist nicht nötig. Der Verband kann schon am zweiten oder dritten Tag entfernt werden; danach ist Duschen wieder erlaubt (wenn geklammert wurde, müssen Sie länger warten). Der Nachteil der Intrakutannaht: Es kann vorkommen, dass sie nicht gut verheilt.

Bei schlechten Durchblutungsverhältnissen und/oder einer Neigung zu Infektionen kann es passieren, dass sich Blut oder Eiter unter der Naht sammeln. Dasselbe gilt bei starkem Übergewicht. Damit ist nicht die kleine Speckrolle gemeint, die fast alle Frauen haben (vor allem nach Schwangerschaften) – die stört nicht! Wir reden hier von einem BMI über 30, also 110 Kilogramm auf 1,55 Meter Körpergröße, 155 Kilogramm bei 172 Zentimetern und ähnlichen Relationen. So ein Übergewicht ist nicht nur in puncto Wundheilung ein Risiko für Operationen. Klammern oder Einzelknöpfe – einzelne Fäden, die verknotet werden – sind dann günstiger. Denn sie können einzeln wieder entfernt werden, sodass gestautes Sekret abfließen kann.

Wie die Narbe nach einem Jahr aussieht, hängt nicht nur von der Art der Naht ab – der Unterschied ist oft gar nicht so groß. Eine große Rolle spielt auch die individuelle Reparaturfähigkeit des Gewebes, oft »Heilfleisch« genannt, und die Narbenpflege – mehr dazu auf Seite 107.

### Die Vorteile des Verfahrens

- Bei einem Bauchschnitt ist das Operationsgebiet übersichtlich. Das macht den Eingriff einfacher und mindert Risiken, die bei schwierigen Verhältnissen unvermeidlich sind. Solche »Problemfälle« sind u. a. Verwachsungen nach Operationen oder ein sehr großer, mehrknolliger Uterus (den Sie übrigens selbst von außen unterhalb des Nabels tasten können).

- Andere Eingriffe im Unterleib können gleich »miterledigt« werden, so zum Beispiel die Entfernung des Blinddarms bei einer chronischen Blinddarmreizung oder die Behandlung von Narbenbrüchen im Operationsgebiet.

### Die Nachteile des Verfahrens

- Durch den großen Schnitt entsteht zusätzliche Wundfläche am Bauch und die Schmerzen sind stärker als bei dem Eingriff durch die Vagina. Eventuell sind auch mehr Drainagen für Wundsekret nötig und dann sind Sie in den ersten Tagen nach der Operation weniger beweglich.

- Manche Menschen spüren eine Operationsnarbe noch Jahre später, etwa bei einem Wetterwechsel. In der Naturheilkunde gelten Narben als potenzielle »Störfelder«, die in anderen Körperregionen Beschwerden auslösen können – vor allem wenn sie in einer Reflexzone liegen. Ähnlich ist die Auffassung der traditionellen chinesischen Medizin (TCM, Seite 45): Narben werden als problematisch angesehen, wenn sie körpereigene Energie-Leitbahnen (Meridiane) unterbrechen. Bei einem Unterbauchquerschnitt ist das gleich mehrfach der Fall: Die typische Schnittführung kreuzt mindestens vier Meridiane. Wenn der Energiefluss in diesen Funktionskreisen bereits gestört ist, kann sich eine Narbe zusätzlich schwächend auswirken.

# Die laparoskopisch assistierte (unterstützte) vaginale Hysterektomie (LAVH)

Bei diesem Verfahren wird die Gebärmutter durch die Scheide entfernt; einige Schritte werden jedoch mithilfe einer Bauchspiegelung vorgenommen. Diese Kombination ist ein guter Kompromiss, wenn Frauen eine Operation durch die Scheide möchten und sie von der Größe des Uterus her auch möglich ist, es jedoch zu riskant wäre, den Eingriff ausschließlich durch die Scheide vorzunehmen. Das ist beispielsweise der Fall, wenn der Uterus weit oben im Becken an straffen Mutterbändern hängt (keine Schwangerschaften oder keine Spontangeburten), ein paar Verwachsungen zu erwarten sind, oder die Eierstöcke unbedingt mit hinaus sollen, weil ein erhöhtes Risiko für ein Ovarialkarzinom besteht.

Die LAVH kommt auch in Frage, wenn zunächst geklärt werden muss, ob ein Eingriff durch die Scheide überhaupt vertretbar ist. Stellt sich dabei heraus, dass er zu riskant wäre, kann die Operation durch den Bauch sofort beginnen. Wenn auch Sie ein solcher »Grenzfall« sind, werden Sie vorher darüber aufgeklärt und die unterschiedlichen Möglichkeiten mit Ihnen besprochen. Die LAVH wird aber nicht von allen Kliniken angeboten. Die Vorbereitung im Operationssaal ist identisch mit der für eine Gebärmutterentfernung durch den Bauch (Seite 79).

### Der Eingriff selbst

Am unteren Pol des Bauchnabels wird ein ca. ein Zentimeter langer Schnitt angelegt. Über eine vorn abgerundete Hohlnadel wird der Bauch mit $CO_2$-Gas aufgeblasen. Das schafft gute Sichtverhältnisse; zugleich schützt der gasgefüllten Hohlraum den Darm vor Verletzungen. Dort, wo zuerst die Nadel lag, bohrt der Operateur jetzt ein Loch von ca. einem Zentimeter Durchmesser für die Optik. Dann werden eine Kaltlichtquelle und eine Minikamera in den Bauchraum eingeführt. Das ist relativ gefahrlos, da der Darm ja unter der Gasblase liegt.

Jetzt kann der Bauch besichtigt werden. Danach legt der Operateur im Bereich der Schamhaargrenze zwei bis drei weitere kleine Schnitte an und setzt Führungshülsen von etwa einem halben Zentimeter Durchmesser ein. Sie dienen zum Einführen der mikrochirurgischen Instrumente. Damit lassen sich Verwachsungen entfernen, die Eileiter und Mutterbänder vom Uterus absetzen und die Eierstöcke von der Beckenwand lösen. Der Operateur kann außerdem abklären, ob es Hinderungsgründe gegen die Entfernung durch die Scheide gibt wie zum Beispiel Endometrioseverklebungen im Douglas-Raum (das ist die Bauchfellfalte zwischen Darm und Gebärmutter).

Das weitere Vorgehen entspricht dem bei der vaginalen (Seite 75) oder bei der abdominalen Hysterektomie (Seite 79), je nachdem, für welches Verfahren sich der Operateur aufgrund der Bauchspiegelung entschieden hat. Von der Laparoskopie bleiben zwei bis vier ca. einen Zentimeter große Narben am Bauchnabel und an der Haargrenze zurück, die meist wenig Beschwerden verursachen und bald kaum noch zu sehen sind. Die Fäden können nach 7–10 Tagen gezogen werden.

### Die Vorteile des Verfahrens

- Die Bauchspiegelung ermöglicht eine genaue Einschätzung der Risiken eines Eingriffs durch die Scheide. Gleichzeitig können vorbereitende Maßnahmen wie das Absetzen von straffen Bändern oder Verwachsungen vorgenommen werden. So können viele Frauen mit geringem, kalkulierbarem Risiko, die sonst sicherheitshalber einen Bauchschnitt bekommen hätten, doch noch durch die Scheide operiert werden.
- Manchen Frauen fällt es sehr schwer, sich auf einen möglichen Bauchschnitt einzulassen. Wenn sie aber wissen, dass alle medizinischen Möglichkeiten genutzt wurden, den großen Schnitt zu vermeiden, können sie auch besser damit leben.

### Die Nachteile des Verfahrens

- Die Narkose kann deutlich länger dauern – es müssen 20 bis 40 Minuten mehr einkalkuliert werden als bei der vaginalen Hysterektomie. Das kombinierte Vorgehen ist deshalb nicht geeignet für Frauen mit erhöhtem Narkoserisiko, zum Beispiel aufgrund einer Herzerkrankung.
- Bei starkem Übergewicht ist eine Bauchspiegelung problematisch: Unter Umständen ist es unmöglich, mit den Instrumenten durch die Bauchdecken zu kommen; außerdem steigt das Risiko von Darmverletzungen.

# Gebärmutterentfernung »durchs Schlüsselloch?«

An einigen Krankenhäusern besteht auch die Möglichkeit, die Gebärmutter ausschließlich durch eine Laparoskopie (Bauchspiegelung, Seite 20) entfernen zu lassen. Falls Ihnen dieser Eingriff angeboten wird, fragen Sie nach, warum keines der anderen Verfahren für Sie infrage kommen soll und beraten Sie sich im Zweifelsfall noch einmal mit Ihrer Frauenärztin oder Ihrem Frauenarzt.

Bei vielen kleineren Eingriffen ist das Operieren »durchs Schlüsselloch« ideal, weil es für die Patientin eine minimale Belastung bedeutet. Bei einer Gebärmutterentfernung per Bauchspiegelung gilt jedoch eher das Gegenteil: Während die Operation per Bauchschnitt selbst bei einem kindskopfgroßen Uterus myomatosus ohne Verwachsungen höchstens anderthalb Stunden dauert, können für eine Gebärmutter gleicher Größe auf laparoskopischem Weg vier Stunden oder sogar mehr nötig sein – u. a. deshalb, weil der Uterus bei dieser Art der Operation im Bauch zerstückelt werden muss. Das birgt das Risiko, dass Stücke verloren gehen und später Fieber auslösen können. Es kommt dabei leicht zu großen Blutergüssen in der Bauchdecke, die an den ersten Tagen stark schmerzen können. Auch die lange Narkosezeit ist eventuell problematisch.

---

## Entspannter unter Narkose

Entscheidend für die Auswahl des Operationsverfahrens ist neben der Größe der Myome und anderen Faktoren auch die Beweglichkeit der Gebärmutter. Die Untersuchung auf dem gynäkologischen Stuhl ist manchmal schwierig, weil viele Frauen sie als unangenehm empfinden und sich nicht auf Kommando entspannen können. Wenn es Ihnen auch so geht, wird Ihnen vielleicht eine Narkoseuntersuchung mit anschließender Entscheidung angeboten. Dabei kann ein ganz anderer – günstigerer – Befund herauskommen, weil Sie dann wirklich ganz entspannt sind. Die Untersuchung erfolgt unmittelbar vor der Operation in der gleichen Narkose. Das heißt, Sie bekommen von der Entscheidung nichts mit und müssen darauf vertrauen, dass die Operateurin das für Sie optimale Vorgehen auswählt. Die **Vorbereitung im Operationssaal** ist dieselbe wie bei einem vaginalen Eingriff (Seite 75).

Erst wird das Becken in Narkose gründlich ausgetastet. Dann wird der Muttermund mit einer Kugelzange angehakt und geprüft, wie die Gebärmutter »auf Zug« reagiert. Ist sie beweglich und folgt leicht in die Scheide, wird von dort aus weiteroperiert. Scheint die Entfernung durch die Vagina zu riskant, wird ein Bauchschnitt gemacht.

---

# Eventuelle zusätzliche Eingriffe

Wenn die Gebärmutter entfernt wird, ist es unter Umständen sinnvoll, einige weitere Eingriffe gleich »mitzumachen«. Falls das bei Ihnen der Fall ist, wird im Aufklärungsgespräch (Seite 95) erläutert, um welche Eingriffe es geht, was im Einzelnen geschieht und welche Konsequenzen zu erwarten sind.

## Das Entfernen der Eierstöcke und Eileiter (Adnexektomie)

Eine prophylaktische Adnexektomie (so der Fachausdruck) kann sinnvoll sein, wenn eine Frau über 50 ist und keine regelmäßige Menstruationsblutung mehr hat. Denn in dieser Altersgruppe ist das Risiko, Eierstock-krebs zu bekommen, am höchsten. Gefährdet sind außerdem Frauen, die

- eine »familiäre Vorbelastung« haben. Damit ist gemeint, dass mehrere Blutsverwandte (Mutter, Schwestern, Schwestern der Eltern) Brust- oder Eierstockkrebs hatten (auch andere Krebserkrankungen erhöhen das Risiko),
- im Verlauf einer »Kinderwunschbehandlung« Hormonpräparate zur Stimulation der Eierstöcke in hoher Dosierung oder über einen länge-ren Zeitraum eingenommen haben und trotzdem nicht schwanger ge-worden sind,
- keine Kinder geboren haben,
- viel tierisches Fett und viel Fleisch essen,
- über längere Zeit (zum Beispiel am Arbeitsplatz) einer Asbestbelastung ausgesetzt sind oder waren,
- älter als etwa 45 sind und Eierstockzysten haben (bei jüngeren Frauen sind solche Zysten meist harmlos und verschwinden innerhalb von zwei oder drei Menstruationszyklen von selbst).

Im Vergleich zu anderen Krebserkrankungen wie z. B. Brustkrebs ist Eier-stockkrebs relativ selten: Eine von ca. 6700 Frauen bekommt die Krank-heit. (Zum Vergleich: Bei Brustkrebs beträgt die Wahrscheinlichkeit etwa 1:10.) Doch bei etwa 65 Prozent der Betroffenen wird Eierstockkrebs erst im dritten oder vierten Stadium erkannt, also sehr spät. Das hat u. a. da-mit zu tun, dass die Ovarien gut versteckt im Bauch liegen, in den Wech-seljahren kleiner werden und bei übergewichtigen Frauen oft gar nicht mehr zu tasten sind. Deshalb wird die vorsorgliche Entfernung häufig empfohlen, wenn mehrere Risikofaktoren zusammentreffen.

Überlegen Sie in Ruhe, welche Risikofaktoren bei Ihnen gegeben sind und wie viel es Ihnen ausmachen würde, die Eierstöcke nicht mehr zu haben. Manche Ärztinnen und Ärzte stehen auf dem Standpunkt, dass ei-ne Frau über 50 »keine Eierstöcke mehr braucht«. Rein medizinisch gese-hen mag das richtig sein – nach den Wechseljahren produzieren diese Or-gane nur noch geringe Mengen an Hormonen. Denken Sie aber auch an die psychische Seite: Viele Frauen würden sich ohne ihre Eierstöcke ver-stümmelt vorkommen. Wenn dieses Gefühl bei Ihnen sehr stark ist und Sie den Eingriff deshalb nicht wollen, lassen Sie sich nicht dazu überre-den. Dann ist es allerdings besonders wichtig, dass Sie künftig immer re-gelmäßig zur Krebsvorsorge gehen. Das sollten Sie in jedem Fall tun – auch wenn Sie der vorsorglichen Entfernung zustimmen. Denn eine Krebserkrankung anderer Organe (zum Beispiel der Brust) ist ja damit nicht ausgeschlossen.

### Die möglichen Folgen der Adnexektomie

Bei Frauen, die bis vor kurzem eine regelmäßige Menstruationsblutung hatten, können nach der Operation Wechseljahresbeschwerden wie Hitzewallungen und Schweißausbrüche auftreten. Das liegt daran, dass die Ovarien doch noch einiges an Hormonen produziert haben, was dem Organismus jetzt plötzlich fehlt. Wenn die Beschwerden so stark sind, dass pflanzliche Mittel wie Salbeitee gegen das Schwitzen nicht mehr helfen, ist vielleicht eine vorübergehende Hormonersatztherapie mit Östrogenen angebracht. Frauen, die ihre Gebärmutter noch haben, brauchen außerdem Gestagene.

Manche Frauen, denen die Eierstöcke entfernt wurden, klagen trotz Ersatz der weiblichen Hormone über ein Nachlassen der Libido. Das kann u. a. daher kommen, dass die Eierstöcke nicht nur Östrogene und Gestagene herstellen, sondern auch geringe Mengen des männlichen Hormons Testosteron. Oft kehrt die Lust auf Sex zurück, wenn diese Frauen zusätzlich ein Präparat mit einem Androgen bekommen.

## Die Scheidenplastik zum Heben des Beckenbodens

Wenn Sie eine Beckenbodensenkung haben – zum Beispiel nach mehreren Geburten –, wird Ihnen eventuell angeboten, im Zusammenhang mit der Gebärmutterentfernung die Scheidenwände raffen zu lassen. Bei diesem Eingriff, der dann in derselben Narkose erfolgt, wird zunächst die Scheidenschleimhaut vorne und hinten gespalten und von der darunter liegenden Muskelbindegewebsschicht abgelöst. Anschließend rafft der Operateur die Muskulatur, schneidet einen Teil der Scheidenschleimhaut ab und verschließt sie dann wieder. Eine Scheidenplastik kann sehr sinnvoll sein, wenn Sie ausgeprägte Beschwerden haben, wie zum Beispiel unfreiwilligen Harnverlust beim Husten, Lachen oder Treppensteigen bzw. Druckschmerz im Bereich der Blase und der Scheide.

Leider ist die Operation nicht unproblematisch – sie kann unter Umständen die Freude am Sex beeinträchtigen. Direkt im Wundbereich der vorderen Plastik liegt nämlich der »G-Punkt«. Außerdem können Narben in der Scheide zurückbleiben. Auch aus Sicht der chinesischen Medizin ist eine Beckenbodenplastik ein massiver Eingriff in den Organismus: Im unteren Pol der hinteren Beckenboden-Damm-Plastik liegt der Ursprungspunkt des Meridians Ren Mai (»Konzeptionsgefäß«), der nicht nur für Empfängnis und Geburt, sondern auch für das sexuelle Erleben von entscheidender Bedeutung ist. Aus all diesen Gründen ist die Plastik nur bei starken Beschwerden angebracht.

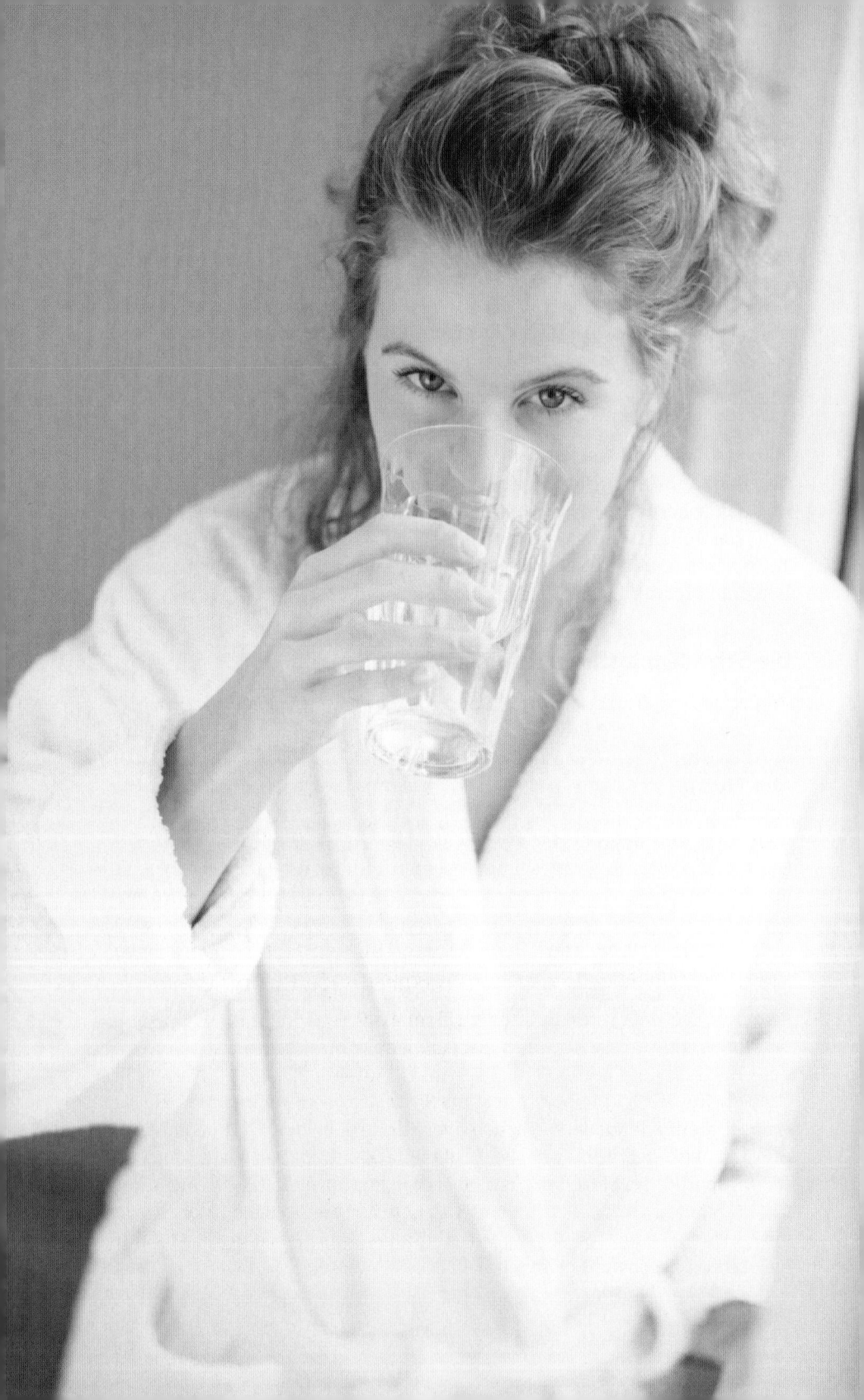

# Die Zeit im Krankenhaus

Welche Klinik ist die Richtige? Wer soll zu Besuch kommen? Was gehört in die Tasche fürs Krankenhaus? Was ist für die ersten Wochen wichtig? Vieles können Sie vorab regeln, sodass der Klinikaufenthalt und die anschließende Erholungszeit möglichst stressfrei verlaufen.

# Ihre Vorbereitung auf die Klinik

Gehen Sie am besten in eine Klinik, in der man mit dem geplanten Eingriff Erfahrung hat. In manchen Häusern wird zur Gebärmutterentfernung überwiegend ein Bauchschnitt gemacht, in anderen wird vor allem die Operation durch die Scheide vorgenommen. Grundsätzlich gilt: Wenn der geplante Eingriff in einer Klinik häufiger als 50-mal pro Jahr erfolgt, haben die Operateure genug Erfahrung, und das Risiko von Komplikationen ist sehr gering. Ihre Frauenärztin oder Ihr Frauenarzt wird Ihnen zu den Krankenhäusern in Ihrer Umgebung eine Einschätzung geben können. Fragen Sie auch Freundinnen, Bekannte und Kolleginnen, die aus demselben Grund ins Krankenhaus mussten, nach ihren Erfahrungen. Und scheuen Sie sich nicht, in den Kliniken selbst nachzufragen. Für die Verantwortlichen in den Krankenhäusern ist es heute selbstverständlich, über die eigenen Leistungen Auskunft zu geben und auch damit zu werben.

Apropos: Geben Sie nicht zu viel darauf, wenn ein Chirurg sich damit rühmt, »der Schnellste« zu sein. Natürlich ist es positiv, wenn Sie nur für kurze Zeit unter Narkose bleiben müssen – am allerwichtigsten beim Operieren sind jedoch Sorgfalt und Erfahrung.

## Wann soll es losgehen?

Einige Ärzte operieren bevorzugt in der ersten Zyklushälfte, am besten kurz nach Beendigung der Menstruation. Die Gebärmutter ist dann nicht so kräftig durchblutet wie nach dem Eisprung, wo sie sich auf eine potenzielle Schwangerschaft vorbereitet. Der Blutverlust soll dann geringer sein.

In jedem Fall sollten Sie nicht zu kurzfristig planen: In manchen Krankenhäusern ist es schwierig, sofort einen Operationstermin zu bekommen. Überlegen Sie, welcher Zeitraum Ihnen passt und stimmen Sie den Termin mit der Klinik Ihrer Wahl einige Wochen vorher ab. Wenn es Ihnen wichtig ist, an einem bestimmten Tag oder während einer bestimmten Mondphase operiert zu werden, fragen Sie danach. Wenn weit im Voraus geplant wird, ist es oft möglich, auf solche Wünsche Rücksicht zu nehmen.

Niemand wird Ihnen auf den Tag genau sagen können, wie lange Sie im Krankenhaus bleiben müssen. In jeder Klinik gibt es jedoch Durchschnittswerte für die Liegedauer nach bestimmten Eingriffen – fragen Sie danach.

Außerdem wichtig zu wissen: 1998 wurde für Patienten, die vor der Operation nicht pflegebedürftig sind, der »prästationäre Aufenthalt« eingeführt: Das bedeutet, dass die notwendigen Voruntersuchungen und das Aufklärungsgespräch (Seite 96) maximal 5 Tage vor dem Operationstermin ambulant durchgeführt werden. Die Patienten gehen dann noch einmal nach Hause. Auf diese Weise werden Kosten gespart, weil nur die Patienten im Krankenhaus liegen, die tatsächlich Pflege brauchen.

Sonst besteht auch die Möglichkeit, die Voruntersuchungen und das Aufklärungsgespräch auf den Tag vor der Operation zu legen und dann gleich im Krankenhaus zu bleiben. Das ist auf jeden Fall sinnvoll, wenn Sie einen weiten Anfahrtsweg haben.

Sonst entscheiden Sie nach Ihrem Gefühl: Einige Frauen fühlen sich überfahren, wenn alles Schlag auf Schlag geht und ihnen keine Zeit bleibt, sich innerlich auf die Operation vorzubereiten. Andere möchten nach dem Motto »Augen zu und durch« das Ganze so schnell wie möglich hinter sich bringen oder sie haben insgeheim Angst vor der Operation und befürchten, dass der Mut sie wieder verlässt, wenn sie noch einmal nach Hause gehen.

## Eigenblutspende – ja oder nein?

Nach den Skandalen um HIV-infizierte Blutkonserven haben manche Menschen Angst vor einer möglichen Blutübertragung während einer Operation. Tatsächlich bringt jede Operation die Gefahr eines hohen Blutverlusts mit sich, auch wenn die Wahrscheinlichkeit bei vielen Eingriffen minimal ist. Zwar gilt heute das Risiko, sich in Deutschland durch eine Blutkonserve mit HIV oder anderen schweren Infektionskrankheiten wie etwa Hepatitis C anzustecken, als verschwindend gering. »Doch was ist mit anderen Krankheitserregern, die vielleicht erst in 20 Jahren erkannt werden?«, fragen sich viele zu Recht.

Wenn Sie jedes Risiko einer Infektion ausschließen wollen, können Sie sich 4 – 5 Wochen vor dem geplanten Operationstermin zur Sicherheit eine Eigenblutspende abnehmen lassen. Voraussetzung ist, dass Sie keine chronischen Erkrankungen und auch keine Anämie (Blutarmut) haben. Ob eine Eigenblutspende für Sie sinnvoll und möglich ist, können Sie bei der Terminvereinbarung im Krankenhaus klären.

## Wenn der Termin feststeht

Wenn Sie am Operationstag körperlich fit sind, verkraften Sie den Eingriff besser – und dafür können Sie etwas tun: Wie sieht es mit Ihrer Ernährung aus? Wenn Sie nicht immer vollwertig essen können, nehmen Sie mindestens 14 Tage vor dem Operationstermin pro Tag 500 Milligramm Vitamin C und 10 Milligramm Zink ein. Diese beiden Nährstoffe sind wichtig für die Wundheilung und für die Ausbildung fester Narbenfasern (Kollagen).

Zur Vorbereitung auf die Operation gehört auch, dass Sie die ersten Wochen nach dem Eingriff für sich planen. Berufstätige sind dann krankgeschrieben: Wenn Sie am Schreibtisch arbeiten, müssen Sie nach der Entlassung aus dem Krankenhaus noch etwa 4 Wochen aussetzen. Ist die Arbeit mit viel Gehen, Stehen und/oder Heben verbunden, werden Sie noch 6 Wochen am Arbeitsplatz fehlen, eventuell auch länger.

Für Hausfrauen, vor allem für Mütter, gibt es leider keine Krankschreibung. Sorgen Sie rechtzeitig für sich selbst: Alle körperlich anstrengenden Arbeiten müssen »umverteilt« werden (Seite 107). Wenn Sie kleine Kinder haben und kein erwachsenes Familienmitglied mithelfen kann, besteht die Möglichkeit, dass Sie in der Woche nach der Entlassung eine Haushaltshilfe nehmen, die von Ihrer Krankenkasse bezahlt wird.

Möchten Sie im Krankenhaus Besuch haben und wenn ja, wer soll kommen? Bitte bedenken: Das Plaudern am Krankenbett kann für Sie sehr anstrengend sein, wenn Sie frisch operiert sind. Manche Frauen bekommen nach einem langen Besuchstag Fieber – ganz ohne medizinische Ursache. Überlegen Sie also in Ruhe, wie Sie sich die ersten Tage im Krankenhaus wünschen und sagen Sie das Ihren Angehörigen, Freunden und Kollegen, die Sie besuchen möchten.

## Die Tasche fürs Krankenhaus: nichts vergessen?

Denken Sie nicht nur an Nachthemden oder Schlafanzüge, Bademantel, Pantoffeln und Waschzeug, sondern packen Sie auch Dinge ein, die Ihnen helfen, sich nach dem Eingriff wohl zu fühlen, zum Beispiel

- Walk-/Discman und ein paar CDs oder Kassetten, die Sie besonders mögen,
- 2–3 Bücher, die Sie immer schon einmal lesen wollten – am besten Taschenbücher, Bücher mit festem Einband sind Ihnen in den ersten Tagen vielleicht zu schwer,

- Ohrstöpsel (z. B. Ohropax®, Lärmstopp®), für den Fall, dass Sie mit einer Schnarcherin das Zimmer teilen,
- Schlafbrille oder Kräuterkissen für die Augen (für den Fall, dass die Bettnachbarin abends länger liest),
- ein vertrautes Parfüm oder ein entspannendes ätherisches Öl (Seite 43) und ein Tuch zum Auftropfen. Wenn Ihr Krankenhausbett »nach zu Hause« riecht, schlafen Sie besser

### Ihre naturheilkundliche Miniapotheke

Auf manchen Stationen werden zur Förderung der Wundheilung auch komplementäre Heilverfahren angewendet. Das Spektrum umfasst Anwendungen aus der klassischen Naturheilkunde wie feuchtwarme Wickel und Kümmeltee bei Blähungen nach der Operation, Heilkräutertees, Elektroakupunktur und Homöopathie. Was genau angeboten wird, können Sie bei der Anmeldung erfragen. Im Zweifelsfall nehmen Sie Ihre eigene Miniapotheke mit. Alle Mittel sind rezeptfrei in Apotheken zu haben und vergleichsweise billig.

#### ● Homöopathische Mittel gegen Übelkeit und für die Wundheilung

Zur Erinnerung: Sie dürfen homöopathische Medikamente auch dann einnehmen, wenn Sie nüchtern bleiben müssen, zum Beispiel vor oder nach einer Operation. Wichtig ist, dass Sie die Tabletten oder Kügelchen nicht herunterschlucken oder lutschen, sondern sie ganz langsam in der Backentasche oder unter der Zunge zergehen lassen (Seite 42).

**Nux vomica D 12** (Brechnuss) lindert Übelkeit und Schwindelgefühl als Nebenwirkung starker Medikamente (u. a. Betäubungsmittel und Antibiotika). Dosierung: Je 3 Kügelchen am Morgen vor der Operation und nach dem Aufwachen aus der Narkose. Wenn Sie nach der Operation Antibiotika bekommen und Ihnen Medikamente leicht auf den Magen schlagen, sollten Sie Nux vomica weiter einnehmen: 1-mal täglich 3 Kügelchen für maximal 14 Tage.

**Arnica D 6** (Arnika) beugt Blutergüssen vor, lässt Schwellungen nach Unfällen oder Operationen schneller zurückgehen, fördert die Wundheilung und lindert Narbenschmerzen. 2-mal täglich (zum Beispiel morgens und abends) 1 Tablette oder 5 Kügelchen nehmen.

**Traumeel®** enthält verschiedene homöopathische und pflanzliche Bestandteile (u. a. Arnika). Es wirkt ähnlich wie Arnica D 6. 3-mal täglich eine Tablette unter der Zunge zergehen lassen.

● **Teemischung für die Wundheilung**

Ringelblumenblüten, Frauenmantel und Schafgarbe sind klassische »Frauenkräuter« und als Mischung ideal zum Fördern der Wundheilung nach gynäkologischen Operationen. Die Kräuter sind in gut sortierten Teegeschäften und Apotheken erhältlich. Mischen Sie wie folgt: 5 Teile Ringelblumenblüten, 3 Teile Frauenmantel, 2 Teile Schafgarbe.

Sie können in der Apotheke auch eine fertige Mischung aus 25 Gramm Ringelblumenblüten, 15 Gramm Frauenmantel und 10 Gramm Schafgarbe kaufen. Dann füllen Sie sich 15 Einzelportionen ab. Das geht am besten mit Teefiltern aus Papier: einen Teelöffel von der Mischung hineingeben und den Beutel mit Zwirn zubinden.

Trinken Sie an den ersten Tagen nach der Operation 2 – 3 Tassen täglich. Teewasser wird von den Schwestern ausgeteilt: Einen Beutel in die Tasse, kochendes Wasser drauf, 10 Minuten zugedeckt ziehen lassen und in kleinen Schlucken trinken – das schaffen Sie auch, wenn Sie sich vielleicht noch schwach fühlen.

● **Bach-Blüten gegen Aufregung, Angst und Nervosität**

**Rescue-Remedy**® ist ein mildes pflanzliches Mittel – die ideale Soforthilfe, wenn Sie vor der Operation nicht einschlafen können oder vor einer Untersuchung sehr aufgeregt sind. 4 Tropfen auf 1 Glas Wasser geben und schluckweise trinken.

● **Öl gegen Blähungen**

**Vier-Winde-Öl** ist für Säuglinge mit Nabelkoliken gedacht, hilft aber auch Großen, einen gespannten Bauch weich zu zaubern. So gehts: Das Öl von der rechten Leiste im Uhrzeigersinn nach oben auftragen. Ein feuchtwarmes Tuch darüber und eine Wärmflasche oben drauf (beides können Sie von den Schwestern bekommen). Dann etwa 20 Minuten so tief wie möglich in den Bauch hineinatmen. Das Öl ist z. B. bei der Bahnhof-Apotheke in Kempten erhältlich (S. 131).

# Die Aufnahme ins Krankenhaus: Das kommt auf Sie zu

Die Reihenfolge der Untersuchungen und Gespräche ist je nach Klinik unterschiedlich. Einige Voruntersuchungen, wie zum Beispiel die Blutentnahme, können auch von Ihrer Hausärztin oder Ihrer Frauenärztin vorgenommen werden. Vor kleineren Eingriffen wird oft nur ein Teil der Untersuchungen durchgeführt, die hier beschrieben sind. Andererseits können bei zusätzlichen Risikofaktoren weitere Untersuchungen nötig sein.

## Die Anamnese

Bei dieser ärztlichen Befragung geht es nicht nur um Ihre aktuellen Beschwerden, sondern auch um frühere Erkrankungen und Operationen. Die Anamnese wird meist nicht vom Operateur durchgeführt, sondern von einer Assistenzärztin oder einem Studenten im praktischen Jahr, also kurz vor dem Abschlussexamen. Wenn Sie Zeit haben, bereiten Sie sich auf das Gespräch ein wenig vor, machen Sie sich eventuell ein paar Notizen. Wichtig sind vor allem die Fragen:

- Welche Medikamente nehmen Sie regelmäßig ein? Seit wann, wie oft pro Tag und in welcher Dosis?
- Wann war die letzte Regelblutung?
- In welchen Abständen kommt die Periode?
- In welchem Alter haben Sie zum ersten Mal Ihre Periode bekommen?
- Für Mütter: Wann sind Ihre Kinder geboren, gab es Schwierigkeiten bei den Geburten (Zange, Saugglocke, Schnittentbindung) und wenn ja, warum?
- Hatten Sie Fehlgeburten, Schwangerschaftsabbrüche, Eileiterschwangerschaften? Wenn ja, in welchen Jahren?
- Hatten Sie Eileiterentzündungen oder andere gynäkologische Erkrankungen und wenn ja, wann war das?

Ihre Antworten werden auf einem Anamnesebogen notiert. Es folgt eine kurze körperliche Untersuchung: Herz und Lunge abhören, Bauch abtasten, Beine nach Krampfadern absuchen.

## Die gynäkologische Untersuchung

Die gynäkologische Untersuchung wird normalerweise vom Chefarzt oder einem der Oberärzte, der die Operationen für die nächsten Tage plant, durchgeführt. Operiert werden Sie dann möglicherweise von einem anderen Arzt oder einer anderen Ärztin. Der Grund: An den meisten Kliniken gibt es eine sehr straffe Arbeitsteilung. Das bedeutet, dass ein erfahrener Arzt alle neu eingewiesenen Patientinnen nacheinander untersucht und endgültig über die Operationsweise (durch die Scheide oder durch den Bauch) entscheidet. Erst dann wird festgelegt, welche Patientin wann und von welchem Team operiert wird. Wenn besondere Befunde bei Ihnen vorliegen, kann es sein, dass Sie nachmittags oder abends noch einmal von einer Ärztin oder einem Arzt aus Ihrem Operationsteam untersucht werden. So unangenehm das für Sie auch sein mag – es ist besser, offene Fragen möglichst vor der Operation zu klären. Die gynäkologische Untersuchung vor der Operation entfällt, wenn Ihr Frauenarzt oder Ihre Frauenärztin Belegbetten in einem Krankenhaus hat und Sie selbst operiert.

## Alles in einer Hand

Bei Privatpatientinnen werden das Aufklärungsgespräch, die Untersuchung und die Operation selbst von dem vorher ausgewählten Facharzt oder einem ihnen vorgestellten Vertreter durchgeführt. Dieser Arzt kann einige Aufgaben, zum Beispiel die Anamnese und kleinere Maßnahmen wie Blutentnahmen einer Kollegin oder einem Kollegen übertragen. Es ist aber nicht zulässig, dass jeden Tag ein anderer Assistenzarzt zum Verbandswechsel oder zur Visite kommt. Wenn das der Fall ist, darf das Krankenhaus den Zuschlag für Arztwahl oder Chefarztbehandlung nicht in Rechnung stellen. Sie sollten sich dann mit Ihrer Krankenversicherung in Verbindung setzen.

## Das Aufklärungsgespräch

Ärztinnen und Ärzte sind juristisch verpflichtet, der Patientin vor einem medizinischen Eingriff mitzuteilen, warum er notwendig ist, was dabei geschieht und welche Komplikationen eintreten können. Dazu gehören u. a. starke Blutungen sowie bei Operationen im Bauchraum Verletzungen der Harnorgane und des Darms. Die Wahrscheinlichkeit, dass solche Komplikationen eintreten und bleibende Schäden hinterlassen, ist gering. Dennoch muss man Sie darüber informieren und Ihnen erklären, welche zusätzlichen Maßnahmen dann nötig sind. Nur wenn Sie selbst die Aufklärung ablehnen und das mit Ihrer Unterschrift bestätigen, darf auf das Gespräch verzichtet werden.

Das Aufklärungsgespräch wird meist von einer Assistenzärztin oder einem Assistenzarzt auf der Station geführt. Viele geben ihren Patientinnen vorab einen Aufklärungsbogen mit der Bitte, ihn durchzulesen. In diesem Formular müssen alle Risiken und theoretisch möglichen Komplikationen genannt sein. Wenn Ihnen das Angst macht, ist das nur zu verständlich – haben Sie keine Scheu, die Ärztin oder den Arzt darauf anzusprechen. Schreiben Sie sich auch alles andere auf, was Sie nicht verstehen oder ausführlich besprechen möchten. Sie haben ein Recht darauf, allgemein verständlich – also nicht in medizinischer Fachsprache – über den Eingriff und seine Folgen aufgeklärt zu werden. Eine Hysterektomie ist in den allermeisten Fällen keine Notoperation. Es bleibt also Zeit, das Aufklärungsgespräch in Ruhe zu führen. Nur bei akuter Gefahr kann – und soll – die Aufklärung möglichst kurz ausfallen.

Auf den Vordrucken für eine Hysterektomie steht häufig auch eine Einverständniserklärung zu einer vorsorglichen Blinddarmentfernung. Wenn Sie diesen Eingriff nicht wollen, streichen Sie den Passus einfach durch. Überhaupt ist der Dokumentationsbogen lediglich eine Orientierungshilfe. Zusätzliche Vereinbarungen, zum Beispiel »Entfernung des Blinddarms nur bei eindeutigen Entzündungszeichen«, können handschriftlich notiert werden. Wenn der Blinddarm ohne Ihr Einverständnis entfernt wird, so stellt das eine Körperverletzung des Patienten dar. Ein entsprechendes Gerichtsurteil entschied deshalb auf Zahlung von Schmerzensgeld durch den operierenden Arzt.

Bei Operationen unter Vollnarkose muss das Einverständnis zu einer eventuell notwendigen »Erweiterung« der Operation vorab eingeholt werden. Mit Ihrer Unterschrift erklären Sie, dass im Falle unvorhersehbarer Komplikationen die notwendigen Maßnahmen ergriffen werden dürfen, auch wenn das im Einzelnen nicht mit Ihnen besprochen wurde. Ein Beispiel: Wenn bei einer Hysterektomie der Darm verletzt wurde, ist es unter Umständen unumgänglich, ein Teilstück des Darms zu entfernen. Da eine Patientin unter Vollnarkose nicht um Erlaubnis gefragt werden kann und akute Gefahr besteht, gilt die vorher abgegebene Erklärung. Unterschreiben Sie jedoch nicht, wenn Sie etwas nicht verstehen oder sich zur Unterschrift gedrängt fühlen! Wenn Sie sich entschieden haben, die Voruntersuchungen ambulant durchführen zu lassen und vor der Operation noch einmal nach Hause zu gehen (Seite 91), können Sie alles erst mit Ihrer Familie besprechen, bevor Sie etwa einem weiter reichenden Eingriff zustimmen, der Ihnen vorgeschlagen wurde (Seite 85).

## Was sonst noch zur Operationsvorbereitung gehört

Im **Narkosegespräch** werden Sie von einem Anästhesisten über die Art und den Ablauf der Narkose aufgeklärt. Er stellt Ihnen außerdem einige Fragen, um herauszufinden, wie Sie frühere Narkosen vertragen haben und ob spezielle Risiken vorliegen, etwa eine Schilddrüsenerkrankung. Anschließend müssen Sie unterschreiben, dass Sie mit der Narkose einverstanden sind.

Zur Vorbereitung gehören außerdem mehrere **Blutuntersuchungen**, unter anderem ein »kleines Blutbild«, bei dem nach Entzündungen und Eisenmangel gefahndet wird und ein **Blutgerinnungsstatus**. Wenn Sie keinen Blutgruppenausweis oder Mutterpass vorzeigen können, wird gleichzeitig Blut für eine **Blutgruppenbestimmung** entnommen. Weitere Untersuchungen hängen davon ab, ob Sie chronische Krankheiten oder Narkoserisiken haben.

**Ultraschalluntersuchungen des Oberbauchs und der Vagina** machen die Bauch- und Beckenorgane ohne Belastung durch Röntgenstrahlen sichtbar. Mit diesen Untersuchungen fahnden die Ärzte nach Störungen wie Eierstockzysten, Gallensteinen oder einem Nierenstau, die sich häufig nicht bemerkbar machen, bei einer Operation jedoch eine unangenehme Überraschung sind.

Bei Frauen unter 45, die keine Lungen- oder Herzprobleme haben, wird heute vor einer Unterleibsoperation meist kein EKG und keine **Röntgenaufnahme der Lunge** angefertigt. Sonst sind auch diese Untersuchungen Teil der üblichen Vorbereitung.

Eine **Kontrastmitteldarstellung der Harnleiter** kann nötig sein, wenn der Uterus groß ist und Sie mehrere Myome haben. Dadurch können sich nämlich die Harnleiter, die nahe der Gebärmutter im Becken verlaufen, aus ihrer normalen Lage verschoben haben. Durch die Röntgenuntersuchung wird der Verlauf der Harnleiter überprüft, um Verletzungen während der Operation zu vermeiden.

Das notwendige **Rasieren des Genitalbereichs** geschieht am Vorabend oder sogar erst am Tag der Operation. Bitte nicht zu Hause »vorarbeiten«! Je mehr Zeit vom Rasieren bis zum Eingriff vergeht, desto größer das Risiko von Infektionen durch Hautkeime. Auch wenn Sie sich beim Rasieren nicht schneiden: Die oberen Hautschichten werden aufgeschürft und dieser Reiz mobilisiert Bakterien, die in Haartaschen oder unter Hautschuppen sitzen. Wenn es Ihnen peinlich ist, sich rasieren zu lassen,

bringen Sie eine Enthaarungscreme mit, fragen Sie, wie weit Sie sich ent-
haaren müssen und lassen Sie das Ergebnis von einer Schwester nach-
kontrollieren. Für eine Gebärmutterentfernung durch den Bauch oder eine Myomenukleation muss nur der Venushügel enthaart werden. Vor einer Endometriumablation reicht es oft, die Genitalbehaarung zu kürzen,
nur bei einer vaginalen Hysterektomie muss der Genitalbereich vollständig enthaart werden.

## Wenn die Operation verschoben werden muss

Alles ist bestens vorbereitet, Sie liegen in Ihrem Krankenhausbett und
warten darauf, dass es losgeht – da heißt es: »Sie sind leider doch noch
nicht dran.« Solche Terminverschiebungen sollen nicht sein, können
aber auch bei guter Organisation vorkommen – vor allem in kombinier-
ten gynäkologisch-geburtshilflichen Abteilungen. Wenn plötzlich zwei
Schnittentbindungen nacheinander vorgenommen werden müssen und
sich anschließend die vorgesehenen Routineoperationen »aufstauen«,
kann der Operationsplan manchmal auch beim besten Willen nicht ein-
gehalten werden.

In solchen Fällen gilt: Erst die Entbindungen, danach Alter vor Schönheit.
Denn je älter ein Mensch ist, desto stärker belastet die Operationsvorbe-
reitung den Organismus. Deshalb sollen Eingriffe bei Älteren nach Möglichkeit nicht aufgeschoben werden.

Wenn sich frühzeitig absehen lässt, dass eine Operation um einen
ganzen Tag verschoben werden muss, können die Patienten sich »beur-
lauben« lassen und noch einmal nach Hause gehen. Kommt überra-
schend ein Notfall dazwischen, müssen Sie leider im Krankenhaus abwarten. Versuchen Sie, gelassen zu bleiben: Kein Arzt wird Ihre Operation ohne zwingende Notwendigkeit verschieben.

# Nach der Operation: die ersten Tage im Krankenhaus

Wie Sie sich in diesen ersten Tagen nach dem Eingriff fühlen werden, ist
von vielen Faktoren abhängig: Nicht nur der Verlauf der Operation und
Ihr Allgemeinzustand, sondern auch das psychische Befinden spielt eine
Rolle.

Die ersten 7–10 Tage nach der Operation gelten als »Frühphase«. Diese Zeit verbringen Sie überwiegend im Krankenhaus. Der Operationstag wird nicht mitgezählt, ist also »Tag null«. Der »erste Tag« ist der Tag nach dem Eingriff.

Der »postoperative Verlauf« (so der Fachausdruck für die Vorgänge der Heilung und körperlichen Erholung nach einer Operation) kann sehr unterschiedlich sein. Entscheidend ist, wie groß die Gebärmutter war und ob sie sich leicht entfernen ließ oder ob durch das Lösen von Verwachsungen zusätzliche Wundflächen im Bauch entstanden sind.

Aber auch das psychische Befinden und die Einstellung zur Operation spielen eine große Rolle. Gut und schnell erholen sich viele Frauen, die ihre Entscheidung bewusst und in Ruhe getroffen haben und die Entfernung der Gebärmutter vielleicht sogar positiv sehen, weil der Eingriff sie von Schmerzen und anderen Beschwerden befreien wird. Solche Patientinnen spüren 3 Tage nach einer vaginalen Hysterektomie womöglich nur noch ein Ziehen im Bauch, sind ansonsten fast vollständig mobil und fragen, wann sie endlich nach Hause können. Es kommt auch vor, dass Frauen nach einem Bauchschnitt bereits am sechsten Tag nach Hause gehen, wenn der Eingriff unkompliziert war und sie sich schon wieder stark genug fühlen.

Frauen, die sich durch eine schnelle Krankenhauseinweisung nach der Diagnose »überfahren« fühlen oder die Gebärmutterentfernung als Verlust an Weiblichkeit empfinden, kämpfen dagegen vielfach noch 5 Tage nach dem Eingriff durch die Scheide mit Schmerzen und quälenden Blähungen. Sie können nur in gekrümmter Haltung gehen und brauchen deutlich länger, bis sie wieder richtig auf den Beinen sind.

Beide Varianten sind üblich und normal. Setzen Sie sich also nicht selbst unter Stress und betrachten Sie alle Zeitangaben – wann die Beschwerden abklingen, wann die Wunde ganz verheilt ist, wann Sie wieder arbeiten können – als unverbindliche Mittelwerte.

Bis zu 3 Tage nach der Operation werden Sie Wundschmerzen haben, die durchaus stark sein können. Sagen Sie dann gleich Bescheid, damit Sie rechtzeitig ein Schmerzmittel erhalten. Je länger Sie abwarten, desto stärkere Dosen sind nötig, um den Schmerz in den Griff zu bekommen. Frisch operierten Patienten stehen Schmerzmittel zu, wenn nötig auch starke Medikamente. Keine Ärztin oder Schwester wird daran sparen, denn je weniger Schmerzen Sie aushalten müssen, desto besser erholt sich der Organismus.

## Häufige Beschwerden nach einer Hysterektomie

**Kreuzschmerzen** kommen besonders häufig nach vaginalen Hysterektomien vor und sind auch nach einer Operation mit Bauchschnitt nichts Ungewöhnliches. Eine Ursache ist die unbewegliche Rückenlage während des Eingriffs, die mit der gewohnten natürlichen Schlafhaltung nichts zu tun hat. Hinzu kommen das viele Liegen in den ersten Tagen nach der Operation, das ungewohnte Bett und – nach einem Bauchschnitt – die erzwungene Rückenlage: Sobald man sich auf die Seite oder auf den Bauch dreht, verstärkt sich der Wundschmerz.

Ein bewährtes Gegenmittel ist die **heiße Rolle**: Dazu werden Handtücher erwärmt und über dem Rücken abgerollt. Dann streicht die Behandlerin mit den Händen darüber – das wärmt und entspannt die Muskulatur. Eine weitere Wohltat aus dem Repertoire der physikalischen Therapie ist die Fußreflexzonenmassage. Gegen die akuten Schmerzen an den ersten Tagen bekommen Sie Schmerzmittel.

Vor allem nach Bauchschnitten leiden viele Frauen unter **Blähungen.** Sie entstehen durch das Wiedereinsetzen der Darmtätigkeit nach der Narkose und als Reaktion auf bestimmte Medikamente, die vorbeugend gegen einen Darmverschluss verabreicht werden und den Darm zusätzlich anregen. Auf einigen Stationen werden Hilfsmittel aus der Naturheilkunde angewendet, wie zum Beispiel Kümmeltee (Kümmelsamen frisch mörsern und mit heißem Wasser übergießen und 10 Minuten abgedeckt ziehen lassen oder sprudelnd kochen lassen) und feuchtwarme Umschläge auf den Bauch, bei stärkeren Beschwerden zusätzlich Fußreflexzonenmassage und Akupunktur.

Die beste Vorbeugung gegen solche Beschwerden, aber auch gegen Komplikationen wie Lungenentzündung, Thrombose oder Darmverschluss ist **frühes Aufstehen.** So kommt auch der Kreislauf besser in Schwung. Aber nicht übertreiben: Lieber jede Stunde einen kurzen Ausflug über den Flur als gleich eine längere Wanderung. Vor allem Frauen, die ohne Bauchschnitt operiert wurden, überschätzen sich anfangs leicht und haben dann am dritten oder vierten Tag einen regelrechten »Einbruch«.

Melden Sie sich sofort bei einer Schwester, wenn ungewöhnliche Beschwerden auftreten sollten. Herzrasen, Luftnot oder Wadenkrämpfe können banale Ursachen haben, aber auch erste Anzeichen einer Thrombose oder Embolie sein.

## Mögliche Komplikationen und was zur Vorbeugung getan wird

### Thrombosen

In den ersten 10 Tagen nach einer Operation kann es zur Bildung eines Blutgerinnsels in einer Vene kommen, meist in den Beinen oder im Beckenbereich. Diese Gefahr ist die »Nebenwirkung« eines ganz natürlichen heilsamen Prozesses. Nach Verletzungen bemüht sich der Organismus, die Wunden möglichst schnell zu schließen und haltbare Narben zu bilden. Deshalb ist das körpereigene Gerinnungssystem in der Phase der Wundheilung aktiver als sonst. Hinzu kommt, dass das unumgängliche lange Liegen in den ersten Tagen nach der Operation leicht zu einem »Blutstau« in den Beinen führt. Bestimmte Risikofaktoren, wie zum Beispiel Krampfadern, Übergewicht, Rauchen und Bewegungsmangel, können die Bildung von Thrombosen begünstigen.

Zur Vorbeugung bekommen alle Patienten kurz vor der Operation Kompressionsstrümpfe, die einem Blutstau entgegenwirken und bei größeren Eingriffen bis etwa eine Woche nach der Operation Tag und Nacht getragen werden sollen. Außerdem werden Medikamente gespritzt (z. B. Heparin), die die Blutgerinnung in den Gefäßen herabsetzen. Vor allem die »Gummistrümpfe« sind vielen lästig, besonders im Sommer. Trotzdem: Ziehen Sie die Strümpfe bitte nicht heimlich aus – eine Thrombose ist unter Umständen lebensgefährlich. Eine wichtige Schutzmaßnahme ist auch das frühe Aufstehen, möglichst noch am Tag der Operation. Schon die paar Schritte bis zum Waschbecken oder zur Toilette regen den Kreislauf an.

### Infektionen

Jedes Eröffnen einer Körperhöhle wie etwa des Bauchraums bedeutet ein Infektionsrisiko. Selbst bei peinlich sauberem Arbeiten im Operationssaal und bei der Wundversorgung kann es zu Infektionen kommen, vor allem durch körpereigene Keime, die an ihrem »Stammplatz« harmlos sind, woanders jedoch Entzündungen auslösen können.

Bei einer Hysterektomie wird ein Dauerkatheter durch die Harnröhre gelegt. Das begünstigt Blasenentzündungen, die häufigste Infektion nach diesem Eingriff. Heute werden die Blasenkatheter meist schon am Tag nach der Operation entfernt, wenn die Patientin so weit kreislaufstabil ist, dass sie auf die Toilette gehen kann. Nur bei Blasenverletzungen oder wenn gleichzeitig Plastiken der Scheidenwände durchgeführt wurden, muss der Katheter 7 – 10 Tage liegen bleiben, damit die sich füllende

Blase keine Spannung auf die Nähte ausübt. Er wird dann oft nicht durch die Harnröhre, sondern als Bauchdeckenkatheter oberhalb des Schambeins in die Blase geschoben, weil so das Infektionsrisiko durch Darmkeime deutlich geringer ist. Bei Blasenentzündungen nach Operationen werden Antibiotika gegeben. Blasenreizungen nach dem Katheterisieren lassen sich auch homöopathisch gut behandeln.

Infektionen der Bauchhöhle nach einer Hysterektomie sind extrem selten, gelegentlich kommt es zu einer Entzündung am Scheidenende. In den allermeisten Fällen genügt hier eine Behandlung mit Antibiotika für 7–10 Tage.

### Wundheilungsstörungen

Nach Operationen durch die Scheide ist diese Komplikation selten, da Schleimhaut meist sehr gut heilt. Bei einer Bauchschnittwunde kann es jedoch gelegentlich zu Blutergüssen und einer Ansammlung von Wundflüssigkeit (Serombildung) kommen, besonders bei Frauen mit sehr dicker Bauchdecke. Wenn der Organismus die Wundflüssigkeit nicht aufnehmen kann, geht oft die Naht an einer kleinen Stelle auf. Um der Bildung von Seromen und Blutergüssen vorzubeugen, wird bei kräftigen Bauchdecken oft eine Drainage in die Wunde eingelegt, die Wundsekret nach außen ableitet und nach 2–3 Tagen gezogen wird.

### Darmlähmung

Bei jeder Operation im Bauchraum kommt es zu einer reflexartigen Lähmung der Darmmuskulatur. Diese natürliche Reaktion wird durch die entspannenden Narkosemedikamente noch verstärkt. Bis die Darmfunktion wieder in Gang kommt, vergehen meist 2–3 Tage. Dauert es länger, kann sich ein Darmverschluss entwickeln, eine unter Umständen bedrohliche Störung.

Damit dieses Risiko von vornherein ausgeschlossen ist, werden meist ab dem zweiten Tag nach der Operation verdauungsfördernde Behandlungen und/oder Medikamente verabreicht. Das Spektrum reicht von Akupunktur oder Elektroakupunktur über klassische Abführmittel bis hin zu darmstimulierenden Medikamenten, die den Infusionen beigemischt werden (»Donnertropf«). Vor allem Frauen, die noch nie Abführmittel verwendet haben, bekommen davon leicht Bauchschmerzen, die sich jedoch mit feuchtwarmen Umschlägen und Akupunktur meist besänftigen lassen. Auch homöopathische Mittel, wie zum Beispiel Staphisagria D 12, können die Darmfunktion wieder in Gang bringen – und das meist ohne starke Nebenwirkungen.

# Wann Sie wieder nach Hause können

Den »einheitlichen« Entlassungstermin nach einer Myomenukleation oder einer Hysterektomie, aber auch nach anderen Operationen gibt es nicht. Einigkeit besteht darüber, dass bestimmte Voraussetzungen erfüllt sein müssen: Die Wundheilung muss so weit sein, dass kein Infektionsrisiko mehr besteht, und auch andere Komplikationen des Eingriffs müssen ausgeschlossen sein. Zudem sollte die Patientin ausreichend wieder bei Kräften sein, um daheim auch ohne (professionelle) Pflege zurechtzukommen.

Wie schnell das geht, ist individuell ganz unterschiedlich. Die körperliche Heilung und die seelische Erholung werden von vielen unterschiedlichen Faktoren beeinflusst: Wichtig ist beispielsweise, ob Sie vor dem Eingriff gut erholt oder eher urlaubsreif waren. Außerdem spielt eine Rolle, welche Situation zu Hause auf Sie wartet: Bei der einen Frau hat der Partner die Wohnung auf Hochglanz poliert, Blumen hingestellt und eingekauft, eine andere muss womöglich gleich wieder im Handwerksbetrieb ihres Mannes mithelfen, eine Dritte lebt allein.

Manche Frauen wollen am liebsten schon am vierten Tag nach einer Hysterektomie wieder nach Hause. Wenn es auch Ihnen so geht, überschätzen Sie Ihre Kräfte nicht und hören Sie im Zweifelsfall auf den Rat der Ärzte, noch einen oder zwei Tage länger im Krankenhaus zu bleiben. Andere Frauen wiederum sind erst einmal erschrocken, wenn ihnen am siebten Tag eröffnet wird, dass die Abschlussuntersuchung ansteht. Falls es bei Ihnen so kommt und Sie das Gefühl haben, eine Entlassung wäre in Ihrer Situation deutlich zu früh, sagen Sie das den Ärzten.

## Frisch operiert und gleich nach Hause?

Im Schnitt werden Patienten heute deutlich früher aus dem Krankenhaus entlassen als noch vor 10 oder 15 Jahren. Und einige Operationen, für die früher ein mehrtägiger Krankenhausaufenthalt notwendig war, werden heute ambulant durchgeführt: Man geht frühmorgens hin und ist am Nachmittag wieder zu Hause. Das hat einerseits medizinische Gründe: Die heutigen Operationsverfahren sind weniger belastend, das moderne Nahtmaterial und ausgeklügelte Kombinationsnarkosen werden vom Organismus besser vertragen, darum geht die Erholung schneller. Außerdem weiß man heute, dass der Kreislauf, die Abwehrkräfte, der Stoffwechsel und damit auch die Heilung angeregt werden, wenn Patienten möglichst bald nach einer Operation langsam wieder in Bewegung kommen. Eine schnelle Rückkehr in die vertraute Umgebung kann für den Gesundungsprozess sehr förderlich sein – nicht zuletzt deshalb, weil man im eigenen Bett am besten schläft.

Allerdings wird der Zeitpunkt der Entlassung immer mehr auch von wirtschaftlichen Interessen bestimmt. Heute zahlen die Krankenkassen für die meisten Operationen keine Tagessätze mehr, sondern »Fallpauschalen«. Das bedeutet: Egal ob eine Patientin 2 oder 10 Tage im Krankenhaus bleibt – die Bezahlung ist dieselbe. Deshalb besteht in einigen Kliniken die Tendenz, Patienten so schnell wie möglich nach Hause zu schicken, und das ist aus medizinischer Sicht manchmal zu früh.

# Nach der Entlassung aus dem Krankenhaus

Wenn Sie nach Hause gehen dürfen, ist die Operation damit noch nicht uberstanden. Allein die direkten Wundheilungsvorgänge dauern etwa 6 Wochen. Also: Nicht gleich lospowern! Wenn Sie außerdem einige Vorsichtsmaßnahmen einhalten, sind Sie bald wieder fit.

## Die körperlichen Nachwirkungen des Eingriffs

Die Wunde am Ende der Scheide braucht bis zu 6 Wochen, um zu verheilen. Es ist also ganz normal, wenn in dieser ersten Zeit Wundsekret aus der Scheide kommt. An den ersten 3 Tagen bluten Sie etwa so wie bei einer schwachen Menstruation. Danach geht die Blutung normalerweise deutlich zurück und das Sekret ist nicht mehr rötlich und flüssig, sondern eher bräunlich und schleimig. Manche Frauen haben nach zwei Wochen kaum noch Sekret, bei anderen kommt immer wieder etwas. Nach den Untersuchungen bei Ihrer Frauenärztin könnte die Wunde noch einmal etwas bluten. Das liegt daran, dass sich Wundschorf gelöst hat und ist kein Grund zur Beunruhigung.

## Welche Nachuntersuchungen nötig sind

In den ersten 6 Wochen müssen Sie 2- bis 3-mal zur Nachuntersuchung. Ihre Frauenärztin wird dabei vor allem die Wundheilung am Scheiden-

ende untersuchen. Wenn die Klinik Sie sehr zeitig entlassen hat, also am
5. bis 7. Tag nach der Operation, sollte die erste Nachuntersuchung etwa
eine Woche nach Ihrer Entlassung stattfinden. Wenn Sie 10 Tage bis
2 Wochen im Krankenhaus waren, gehen Sie etwa 10 Tage nach der Entlassung das erste Mal zum Arzt.

## So schützen Sie sich vor Infektionen

Bei jeder Verletzung besteht das Risiko von Entzündungen – das gilt auch
für Operationswunden. Nach einer Hysterektomie ist es wichtig, dass
möglichst keine Keime in den hinteren Teil der Scheide und damit in die
Wunde am Scheidenende gelangen. Kritisch sind vor allem die ersten
6 Wochen. So können Sie sich in dieser Zeit schützen:

● Achten Sie darauf, dass möglichst nichts in die Scheide gelangt – sonst
könnten Bakterien nach oben geschoben werden und die Wunde infizieren. Konkret bedeutet das: Nur Binden und Slipeinlagen verwenden, keine Tampons, auf »penetrativen« Sex (Einführen des Penis in die Scheide)
verzichten; Analverkehr ebenfalls meiden, weil dadurch indirekter
Druck auf die Wunde entsteht.

● In den ersten 6 Wochen weder baden noch schwimmen. Das Wasser,
was dabei in die Scheide gelangt, kann Bakterien von After und Darm
enthalten und die Wunde infizieren. Duschen können Sie, sobald es Ihnen im Krankenhaus erlaubt wird. Wurde die Gebärmutter durch die
Scheide entfernt, können Sie etwa am vierten Tag wieder duschen. Nach
einer Bauchoperation müssen Sie je nach Naht etwas länger warten – wie
lange genau, ist auch von der Wundheilung abhängig.

● Gehen Sie sofort zum Arzt, wenn die Blutung auch nach Ihrer Entlassung stärker ist als bei einer normalen Menstruation, das Sekret eitrig ist,
Sie Fieber bekommen oder plötzlich starke Schmerzen haben.

## Was in den ersten 6 Wochen sonst noch wichtig ist

### ● Überanstrengung vermeiden

Keine Angst: Es geht nicht darum, Sie für lange Zeit ans Bett zu fesseln. In
den ersten 6 Wochen müssen Sie jedoch bestimmte »Verbote« einhalten.
Machen Sie das nicht nur sich selbst, sondern auch Ihrer Familie klar, bevor Sie ins Krankenhaus gehen. Zögern Sie nicht, Freunde oder Nachbarn
um Hilfe bei bestimmten Hausarbeiten oder beim Einkaufen zu bitten –

und zwar im Voraus! –, wenn Sie das Gefühl haben, dass Sie zu Hause nicht mit Unterstützung rechnen können. Nutzen Sie die Zeit zu Hause also vor allem für Ihre Erholung – und nicht, um Liegengebliebenes aufzuarbeiten.

Sie brauchen zu Hause zwar keine »Pflege«, aber so lange das Gewebe und die Operationsnarben noch weich sind, dürfen Sie nicht schwer tragen oder heben – alles über 5 Kilogramm ist tabu –, sich häufig bücken oder lange stehen. Sonst ist die Gefahr groß, dass Sie später eine Senkung bekommen – die Blase, der Darm oder sogar beides sacken in die Scheide – und erneut operiert werden müssen.

### ● Die Narben gut pflegen

Wenn Sie so operiert worden sind, dass Sie Narben am Bauch zurückbehalten haben, beginnen Sie etwa 14 Tage nach der Operation mit der Narbenpflege. So bleibt die Narbe weich und geschmeidig und das Risiko, dass sich ein Störfeld entwickelt (Seite 82), ist gering.

Beginnen Sie täglich für 10 Minuten mit sanften, kreisenden Massagen. Salben und Öle pflanzlicher Herkunft (z. B. Ringelblumenöl und -salbe von Heel oder anderen Herstellern) werden von der Haut besonders gut aufgenommen und wirken auch in tieferen Schichten. Wenn Sie zu harten Narben neigen, nehmen Sie am besten eine Salbe mit homöopathisch aufgearbeiteter Kieselsäure (Silicea-Salbe). Oder Sie lassen sich von einer Ärztin oder Heilpraktikerin, die sich mit Aromatherapie (Seite 43) auskennt, ein Wundpflegeöl aus ätherischen Ölen wie Schafgarbe, Rosengeranie und echtem Lavendel zusammenstellen.

Nach etwa 6 Wochen können Sie die Narben auch etwas kräftiger massieren. Sie werden selbst spüren, wie viel Druck Ihnen angenehm ist. Nach 3 Monaten sind tägliche Massagen nicht mehr nötig, 1- bis 2-mal pro Woche reicht dann aus. Narben an der vorderen und hinteren Scheidenwand, die durch eine Scheidenplastik entstehen, können Sie mit einem Damm-Massageöl pflegen, wenn sie wulstig und starr erscheinen. Solche Öle sind als Mittel für Schwangere gedacht, um den Damm vor der Entbindung geschmeidig zu machen. Manche Paare benutzen sie auch als Gleitmittel beim Sex. Empfehlenswert ist zum Beispiel das Damm-Massageöl nach Inge Stadelmann (Seite 131).

## Die Sexualität nach einer Hysterektomie

In den ersten 6 Wochen nach der Operation ist Sexualität nur einge-
schränkt möglich (Seite 106). Nach dieser »Auszeit« brauchen Sie um die
Naht keine Angst mehr zu haben – beim ersten Mal wählen sie aber besser eine Position, bei der das Eindringen nicht zu tief ist.

Falls bei der Operation auch eine Scheidenraffung vorgenommen wurde
(Seite 87), ist es sogar gut, wenn Sie mit dem Sex nicht viel länger warten
als die 6 Wochen, die für die Wundheilung nötig sind. Die Narben an der
vorderen und hinteren Scheidenwand können nämlich schrumpfen,
wenn sie nicht beansprucht werden. Nach einer Scheidenplastik wird die
Vagina enger, das Gewebe passt sich jedoch mit der Zeit wieder an.

Ob und wie sich das Sexualleben nach einer Hysterektomie langfristig
verändert, ist individuell unterschiedlich. Befragungen haben ergeben,
dass etwa ein Drittel der operierten Frauen zufriedener ist als vorher –
auch weil die Angst vor plötzlichen Blutungen entfällt. Ein weiteres Drittel der Patientinnen stellt wenig Veränderungen fest, das letzte Drittel
spürt eine Verschlechterung: Manche Frauen nehmen den Orgasmus
schwächer wahr, weil die Kontraktionen der Gebärmutter, die sie vorher
gespürt haben, jetzt ausbleiben. Außerdem kann Scheidentrockenheit
auftreten, weil kein Muttermundsekret mehr produziert wird. Seltene
Komplikationen sind Wundheilungsstörungen am Scheidenstumpf und
Schmerzen durch hartes Narbengewebe.

## Mögliche Spätfolgen der Operation

### ● Wechseljahresbeschwerden

Neben den Nierenblutgefäßen sind auch die Gefäße der Gebärmutter für
die Blutversorgung der Eierstöcke zuständig. Deshalb kommen Frauen
nach einer Hysterektomie im Schnitt 2 Jahre früher in die Wechseljahre.
Viele merken davon nichts; bei einigen Frauen kommt es jedoch bald
nach der Operation zu typischen Beschwerden.

### ● Senkung und Blasenprobleme

Nach einer Gebärmutterentfernung ist die Wahrscheinlichkeit relativ
hoch, dass es zu einer Senkung der Blase kommt (Seite 107), weil der
Bandapparat im Becken durchtrennt wurde. Die Folge ist unfreiwilliges
»Tröpfeln«, zunächst beim Niesen, Husten oder Lachen, später oft auch
beim Treppensteigen oder Bücken. Die beste Vorbeugung gegen eine

Senkung ist Beckenbodengymnastik. Sie kann auch bei leichten Beschwerden helfen. In schwereren Fällen wird Elektrotherapie zur Stimulation der Muskeln eingesetzt; die Blase kann auch durch eine Operation angehoben werden. Eine weitere mögliche Spätfolge einer Hysterektomie sind Schmerzen beim Wasserlassen (Dysurie) auch ohne Blasenentzündung. Zusätzlich haben die betroffenen Frauen das Gefühl, ihre Blase sei kleiner geworden, sodass sie öfter »laufen« müssen.

### ● Beschwerden als Folge von Schnitten durch die Meridiane

Bei Operationen am Unterleib lässt es sich kaum vermeiden, dass Meridiane (Seite 46) durchtrennt werden. Dadurch können auch noch Jahre später Beschwerden auftreten wie zum Beispiel Zyklusstörungen oder Blasenschmerzen. Eine Ärztin für Naturheilkunde oder ein speziell ausgebildeter Heilpraktiker können solche Beschwerden mit Akupunktur oder naturheilkundlichen Verfahren behandeln.

### Power für den Beckenboden

Eine leichte Beckenbodensenkung können Sie durch Beckenbodentraining selbst in den Griff bekommen. Gute Bücher mit entsprechenden Anleitungen stehen auf Seite 126/127.

Sie wollen gleich ausprobieren, worum es geht? Dann sollten Sie jetzt allerdings allein sein: Stecken Sie einen Finger in die Scheide und spannen Sie Ihre Beckenbodenmuskeln an. Wird der Finger festgehalten und ein wenig nach innen gezogen, ist die richtige Muskelgruppe aktiv. Rutscht der Finger wieder heraus, kneifen Sie nur den Po zusammen – und das ist falsch.

Für Frauen, denen die Übungen anfangs schwer fallen, sind Vaginalkonen eine gute Hilfe. Diese kleinen Kegel werden wie ein Tampon eingeführt und sollen mindestens 10 Minuten in der Scheide gehalten werden können, ohne herauszurutschen. Sie können mit dem kleinsten (20 Gramm) anfangen und sich nach und nach bis zu 70 Gramm steigern. Ein Standardset kostet in Apotheken und Sanitätshäusern ca. 150 Mark. Frauenärztinnen und Frauenärzte können die Vaginalkonen auch verordnen. Sie gelten als »Hilfsmittel«, werden also nicht auf das Arzneimittelbudget angerechnet.

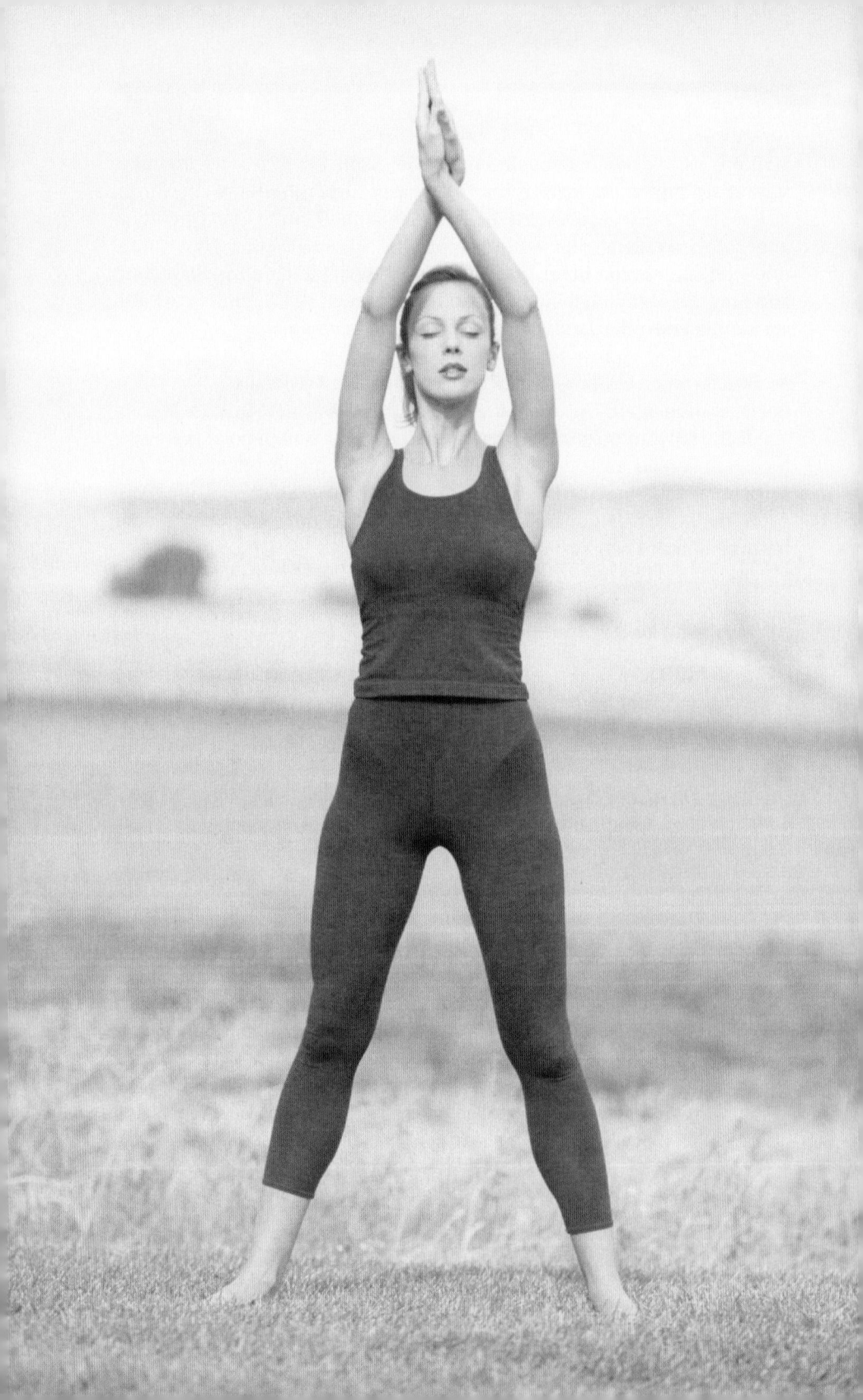

# Was Sie selbst tun können, um gesund zu werden und zu bleiben

Ob Sie Myome haben und unter Beschwerden leiden oder gerade operiert wurden – Sie können, abgesehen von den notwendigen medizinischen Behandlungen, auch selbst etwas für sich tun. Diese Medikamente, Tipps und Übungen aus der Naturheilkunde und aus der chinesischen Medizin helfen beim Gesundwerden und bei der Erholung – zum Beispiel auch nach einer Entbindung.

# Arzneitees und pflanzliche Medikamente

Diese Arzneitees, Mischungen und Fertigpräparate haben sich bei der Behandlung von Beschwerden bewährt, die durch Myome ausgelöst werden. Sollte die Wirkung bei Ihnen dennoch ausbleiben, kann es daran liegen, dass eine andere Pflanzenmischung für Ihre Konstitution besser geeignet ist. Pflanzliche Medikamente und Arzneitees sollten nicht länger als ca. 6 Wochen ohne fachkundigen Rat (z. B. einer Ärztin oder eines Heilpraktikers) angewendet werden. Bei einigen Kräutern kann eine Gewöhnung auftreten, andere können bei Daueranwendung unerwünschte Nebenwirkungen haben.

Schwangere sollten grundsätzlich mit Pflanzen, die sie nicht kennen, vorsichtig sein. Bestimmte Kräuter und Gewürze, u. a. Eisenkraut (verbena), Gewürznelken, Zimt und Ingwerwurzel, können vorzeitige Wehen begünstigen. Fast immer unbedenklich sind Teemischungen aus mehr als 6 Kräutern (»Haustees«). Die einzelnen Wirkstoffe sind dann so gering dosiert, dass sie auch bei längerer Einnahme nicht schaden.

## Bei starken Blutungen und für die Rückbildung der Gebärmutter nach der Geburt

**Hirtentäschelkraut (Capsella bursa pastoris)** wirkt blutstillend in der Gebärmutter. Von den einheimischen Pflanzen mit dieser Wirkung ist das Hirtentäschelkraut eine der stärksten überhaupt. Der Teeaufguss hilft bei überstarken Regelblutungen (Hypermenorrhö) und bei Wochenflussstörungen. Er ist außerdem ein gutes Mittel, um die Rückbildung der Gebärmutter nach der Entbindung anzuregen. Dieser Prozess kann gestört sein, wenn Myome in der Gebärmutter, die während der Schwangerschaft gewachsen sind, das Zusammenziehen der Gebärmutter und damit der Mutterkuchenwunde behindern.

**Zubereitung:** 2 TL Kraut mit 1/4 l kochendem Wasser übergießen, 10 Minuten ziehen lassen, anfangs 2 Tassen täglich trinken; wenn Sie den Tee gut vertragen, die Menge langsam auf 4 Tassen steigern. Bei manchen Frauen löst der Tee heftige Kontraktionen der Gebärmutter aus, deshalb ist vorsichtiges Dosieren wichtig.

## Eine Blut stillende Mischung

Hirtentäschel ist im Geschmack »gewöhnungsbedürftig« – die meisten Frauen mögen den Tee nicht. Wenn Sie **Schafgarbe und Frauenmantel** dazumischen, erzielen Sie einen ähnlich guten Effekt und zusätzlich eine krampflösende Wirkung – und Sie können den Tee trinken, ohne sich zu schütteln. **So geht's:** Die 3 Kräuter zu gleichen Teilen mischen, für eine Portion 1–2 TL mit 1/4 l kochendem Wasser übergießen, den Tee 10 Minuten ziehen lassen und abgießen, 3–4 Portionen täglich trinken.

## Bei starken Regelblutungen

**Fuchskraut (Senecio fuchsii)** ist eine Blut stillende Pflanze und ein bewährtes Mittel gegen überstarke Regelblutungen. Sie ist vom Bundesgesundheitsamt jedoch nicht als wirksam anerkannt, da es nicht genügend wissenschaftliche Studien dazu gibt. Fuchskraut wird vor allem als Phytopharmakon verabreicht, da ihr wichtigster Wirkstoff unterschiedlich gut in Wasser löslich ist.

**Fertigpräparate** wie zum Beispiel Senecion® sollen vorbeugend eingenommen werden; beginnen Sie etwa eine Woche vor dem erwarteten ersten Tag Ihrer Regelblutung.

3-mal täglich 10 Tropfen in einer Tasse Arzneitee mit ähnlicher Wirkung (z. B. Frauenmantel oder die blutstillende Mischung siehe oben) einnehmen. Bei akuten Blutungen kann die Dosis für 3 Tage auf 3-mal 40 Tropfen erhöht werden.

## Bei krampfartigen Regelschmerzen

**Gänsefingerkraut (Potentilla anserina)** ist eine krampflösende Pflanze, die zugleich adstringierend (zusammenziehend) wirkt. Gänsefingerkraut soll vorbeugend eingenommen werden; beginnen Sie mindestens 3 Tage vor dem erwarteten ersten Tag Ihrer Regelblutung. **Teezubereitung:** Für eine Portion einen gehäuften TL Kraut mit 1/4 l kochendem Wasser übergießen, 10 Minuten ziehen lassen und abgießen, 3–4 Portionen täglich trinken.

Bei Frauen mit einem empfindlichen Magen kann es sein, dass sie den Tee nach einiger Zeit nicht mehr vertragen. Vielen hilft es, auf ein Fertigpräparat (z. B. Cefadian®-Tabletten) umzusteigen und es nach den Mahlzeiten einzunehmen.

## So wirken Tees am besten

Tipps für Einkauf, Aufbewahrung und Zubereitung

Auf Qualität achten: Lose Pflanzenteile enthalten meist mehr Wirkstoffe als abgepackte Teebeutel. Reine, frische Medizinpflanzen gibt's in Apotheken, manchmal auch in guten Tee- oder Bioläden. Auf der Verpackung sollte unbedingt das Verfallsdatum stehen.

Lichtdicht aufbewahren zum Beispiel in einer Teedose aus Metall oder Steingut oder aber in einem braunen »Apothekenglas« mit Schraubverschluss.

Nicht zu lange stehen lassen: Bei den meisten Arzneipflanzen lässt die Wirkung nach 1–2 Jahren nach; bei falscher Aufbewahrung geht das deutlich schneller.

Mischungen vor Gebrauch schütteln: Das ist wichtig, weil sich die Bestandteile wieder »entmischen«, sobald die Dose eine Weile im Regal steht.

Richtig aufgießen: Nehmen Sie immer sprudelnd kochendes Wasser.

Lange genug ziehen lassen: Wie lange ein Arzneitee braucht, ist abhängig von dem Pflanzenteil, der verwendet wurde. Zarte Blütenblätter geben ihre Wirkstoffe viel schneller ab als harte Stengel oder Wurzeln. Blüten lässt man ca. 3 Minuten ziehen, Blätter und ganzes Kraut 7–10 Minuten, Rinden und Wurzeln 15 Minuten. Bei manchen Zubereitungen müssen die harten Stücke sogar gekocht werden (Dekokt). Bei Mischungen richtet sich die Zeit bis zum Abgießen nach dem derbsten Bestandteil. Die Kanne oder Tasse unbedingt zudecken – sonst verflüchtigen sich die ätherischen Öle, die einen großen Teil der Wirkung ausmachen.

**Bei leichtem Eisenmangel und wenn Eisenpräparate nicht vertragen werden,** hilft Kräuterblutsaft (Apotheke, Reformhaus). Sinnvoll ist außerdem, auf schwarzen Tee zu verzichten und auf eine ausgewogene Ernährung zu achten. So wird der Organismus mit wichtigen Nährstoffen versorgt, die zugleich die Aufnahme von Eisen fördern (Vitamine $B_{12}$, C und Folsäure).

# Homöopathische Mittel bei zu langer und zu starker Regelblutung

Diese niedrig potenzierten Medikamente sind als alleinige Behandlung bei Myomen zwar nicht geeignet – sie können jedoch bei ungewöhnlich starken, langen und schmerzhaften Regelblutungen (Menorrhagie) helfen. Um herauszufinden, welches Mittel für Sie infrage kommt, beobachten Sie den Verlauf Ihrer Menstruation sowie Ihr Befinden an diesen Tagen, davor und danach:

**Belladonna D 6** ist geeignet bei folgenden Symptomen: kurzer Zyklus von 26 Tagen oder noch weniger; starke, heiße, oft übel riechende Blutung; plötzlicher Beginn der Beschwerden; heißer Kopf und kalte Füße; Gefühl des Pulsierens im Becken; heftige Koliken vor der Menstruation. Dosierung: 2-mal täglich 5 Globuli oder 1 Tablette.

**China D 12:** starke, dunkle, klumpige Blutung, kurzer oder unregelmäßiger Zyklus; großes Schwächegefühl nach der Menstruation; Zittrigkeit, aufgeblähter Bauch; Empfindlichkeit gegen Zugluft und Geräusche; Beschwerden verschlechtern sich nach dem Essen, bei Kälte sowie nachts; Wärme bringt Linderung. Dosierung: 1-mal täglich 5 Globuli oder 1 Tablette.

**Cimicifuga D 6:** unregelmäßige Periode am Beginn der Wechseljahre mit Kreuzschmerzen, psychischen Symptomen wie depressiver Verstimmung, Migräneneigung, oft rheumatische Schmerzen der kleinen Gelenke (z. B. Fingergelenke, Handgelenke), die während der Blutung besser werden. Dosierung: 2-mal täglich 5 Globuli oder 1 Tablette.

**Erigeron D 6:** hellrote, heiße, gussartige Blutung; in Richtung Nieren oder Blase ziehende Schmerzen; häufiger Harndrang; Ruhe bringt Linderung. Dosierung: 2-mal täglich 5 Globuli oder 1 Tablette.

**Hamamelis D 4:** dunkle, gleichmäßig fließende Blutung, gelegentlich fädenziehend; dabei Schmerzen in den Bauchdecken; Zwischenblutungen um den Zeitpunkt des Eisprungs; zusätzlich oft Hämorrhoiden. Dosierung: 2- bis 3-mal täglich 5 Globuli oder 1 Tablette, bei akuten Beschwerden bis zu 1-mal stündlich; sobald es besser wird, die Abstände vergrößern.

**Ipecacuanha D 6:** starke, gussartige, hellrote Blutung mit Übelkeit bis zum Erbrechen, das jedoch keine Linderung bringt; Krämpfe. Dosierung: 2-mal täglich 5 Globuli oder 1 Tablette.

**Millefolium D 4:** hellrote, flüssige Blutung, die 7 – 10 Tage oder sogar noch länger andauert. Dosierung: 3-mal täglich 5 Globuli oder 1 Tablette, bei akuten Beschwerden bis zu 1-mal stündlich; sobald es besser wird, die Abstände vergrößern.

**Nux vomica D 12:** zu kurzer Zyklus; starke und lange Blutung mit Krämpfen, Kreuzschmerzen, Ziehen in den After; Reizbarkeit; Beschwerden verschlechtern sich morgens und durch frische Luft; abends und im warmen Zimmer wird es besser. Wenn vor der Regel viele anregende Genussmittel wie Kaffee, Tabak und Alkohol konsumiert wurden, sind die Schmerzen besonders schlimm. Dosierung: 1-mal täglich 5 Globuli oder 1 Tablette.

**Sabina D 6:** kurzer Zyklus; hellrote, schubweise Blutung; Bewegung und Wärme verschlechtern die Beschwerden. Dosierung: 1-mal täglich 5 Globuli oder 1 Tablette, bei akuten Beschwerden auch häufiger (Höchstdosis: 5 Globuli/1 Tablette alle 3 Stunden); sobald es besser wird, die Abstände vergrößern.

**Secale D 6:** starke, dunkle, riechende Blutung; Krämpfe und inneres Brennen wie Feuer; Bewegung, Berührung und Abkühlung (z. B. durch kalte Umschläge) bringen Linderung. Dosierung: 2-mal täglich 5 Globuli.

**Ustilago maydis D 4:** zu lange und starke Regel, besonders an der Schwelle der Wechseljahre; Blut von dunkler Farbe mit kleinen, fast schwarzen Klumpen durchsetzt oder hellrot und fädig; selbst leichte Berührungen der Gebärmutter (z. B. bei der Untersuchung durch die Frauenärztin oder beim Sex) lösen Blutungen aus. Dosierung: 2- bis 3-mal täglich 5 Globuli oder 1 Tablette, bei akuten Beschwerden bis zu 1-mal stündlich; sobald es besser wird, die Abstände vergrößern.

**Veratrum album D 6:** kurzer Zyklus; starke Blutung; Krämpfe mit kaltem Schweiß und Kollapsneigung; Wärme und Hochlagern der Beine bringen Linderung. Dosierung: 2-mal täglich 5 Globuli oder 1 Tablette, bei akuten Beschwerden auch häufiger (Höchstdosis: 5 Globuli/1 Tablette alle 2 Stunden); sobald es besser wird, die Abstände vergrößern.

# Akupressur bei Myomen und Unterleibsbeschwerden

Akupressur hilft nicht nur bei Schmerzen oder Verspannungen, sondern auch bei Erkrankungen innerer Organe oder Störungen im Hormonhaushalt. Hier einige Punkte, die bei Myomen und Unterleibsbeschwerden von Bedeutung sind. Wir nennen jeweils den chinesischen Namen, die Übersetzung und die im Westen übliche Abkürzung.

Bevor Sie den ersten Punkt ausprobieren, noch eine kleine Orientierungshilfe: Die meisten Akupressurpunkte sind mit etwas Übung gut zu ertasten. Das Gewebe ist an dieser Stelle oft härter und gespannt, manchmal auch weicher als in der Umgebung. Es gibt verschiedene Arten, die Punkte zu behandeln. Beispiele:

**Kreisende Bewegung:** Den Punkt mit einem Finger oder Knöchel halten, leicht drücken, dabei kleine rotierende Bewegungen ausführen (etwa 2 kleine Kreise pro Sekunde). Diese Technik wird vor allem am Kopf, an den Schultern, an den Armen und Beinen sowie am Rücken angewendet.

**Pressen:** Den Punkt mit Daumen, Mittelfinger oder Handwurzel halten. Beim Ausatmen senkrecht zur Körperoberfläche pressen, beim Einatmen den Druck lösen. Diese Technik wird zum Verstärken der kreisenden Bewegung angewendet, vor allem an Schmerzpunkten entlang der Wirbelsäule.

**Pressen und halten:** Den Punkt mit 2 oder mehr Fingern pressen und den Druck etwa 1 Minute halten. Mit dieser schmerzlindernden Technik können Sie zum Beispiel den Punkt Yongquan (Seite 118) behandeln.

**Laogong
(Mitte des Handtellers)
Pc 8**
Bei geschlossener Faust
zwischen der Spitze vom
3. und 4. Finger.

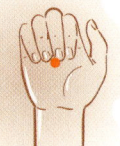

**Neiguan
(Innere Grenze)
Pe 6**
An der Innenseite der
Unterarme, knapp über
dem Handgelenk:
3 Querfinger wie
zum Pulsmessen aufs
Handgelenk legen,
3 Fingerbreit von der
Handgelenksfalte entfernt
in der Mitte des Innenarms.

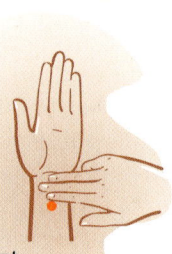

**Yongquan
(Sprudelnde Quelle)
Ni 1**
An den Fußsohlen:
Die Fußsohle ohne Zehen
in drei Drittel teilen.
Am unteren Ende des
oberen Drittels liegt der
Punkt in der Mitte direkt
unterhalb des Ballens.

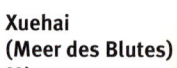

**Zusanli
(Drei Entfernungen am Fuß)
Ma 36**
An den Unterschenkeln,
knapp unter dem Knie-
gelenk:
Legen Sie 4 Querfinger
an den unteren Rand der Kniescheibe. Eine Daumenbreite
von der Schienbeinkante nach
außen.

**Sanyinjiao
(Treffpunkt der drei Yin)
Mi 6**
An den Innenseiten der
Unterschenkel:
Höchste Stelle des inneren
Fußknöchels, von da aus
4 Querfingerbreiten
direkt hinter der Schien-
beinkante.
**Achtung:**
In der Schwangerschaft
darf dieser Punkt nicht be-
handelt werden, weil das
unter Umständen frühzeitige
Wehen auslösen könnte.

**Xuehai
(Meer des Blutes)
Mi 10**
An den Innenseiten der Oberschenkel, oberhalb des Knie-
gelenks:
Legen Sie den dritten und
vierten Querfinger an den
oberen Rand der Kniescheibe,
von hier aus halb schräg an die
Innenseite (auf 8.00 Uhr).

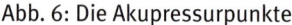

Abb. 6: Die Akupressurpunkte

# Qigong-Übung zur Entspannung und für den Heilungsprozess

Die chinesische Bewegungslehre Qigong (Seite 54) wird zum Erhalten des Wohlbefindens und als medizinische Therapie eingesetzt. Die Übung, die wir hier vorstellen, wirkt entspannend, reguliert den Energiehaushalt der Meridiane Ren Mai (von Bedeutung u. a. für die Funktionen der Fortpflanzungsorgane sowie Empfängnis und Schwangerschaft) und Chong Mai (von Bedeutung u. a. für Menstruationszyklus und Regelblutung) und fördert den Heilungsprozess nach einer Gebärmutteroperation oder Entbindung.

Die Übung wird ausschließlich im Sitzen ausgeführt und besteht aus 3 Teilen. Um die volle Wirkung zu erzielen, sollten Sie sich mindestens eine halbe Stunde Zeit dafür nehmen – wenn möglich, sogar 2-mal am Tag. Als **Hilfsmittel** brauchen Sie einen Hocker oder einen Stuhl mit gerader Sitzfläche. Wichtig ist die richtige Höhe: Wenn Sie aufrecht auf dem vorderen Drittel des Stuhls sitzen, sollen sowohl die Hüft- als auch die Kniegelenke einen rechten Winkel bilden.

### Teil 1: Einstimmung
Sie sitzen aufrecht auf dem vorderen Drittel des Stuhls. Die Knie sind in Schulterbreite geöffnet, die Füße stehen mit der ganzen Sohle auf dem Fußboden. Die Hände liegen locker auf den Oberschenkeln, die Schultern sind entspannt, die Brust ist leicht eingezogen. Schließen Sie die Augen, atmen Sie ganz entspannt durch die Nase. Ihr Mund ist geschlossen, die Zungenspitze berührt den Gaumen. Entspannen Sie Ihre Gesichtsmuskeln und lassen Sie ein Lächeln entstehen.

### Teil 2: Entspannung
Bei diesem Teil der Übung arbeiten Sie vor allem mit Ihrer Vorstellungskraft: Sie bleiben in derselben Haltung sitzen und atmen ruhig weiter, die Augen lassen Sie geschlossen, Sie spüren das Lächeln auf Ihrem Gesicht. Jetzt stellen Sie sich vor, dass Ihr Körper vom Scheitelpunkt, der höchsten Stelle des Kopfs, mit weichem, warmem Wasser übergossen wird. Die sanften Güsse folgen den Umrissen Ihres Körpers Zentimeter für Zentimeter.

**Der erste Guss:** Vom Scheitelpunkt über die Ohren, die Halsseiten, die Schultern, die Oberarme, die Ellbogen, die Unterarme, die Hände, die

Finger. Spüren Sie, wie das Wasser sanft über die Haut rollt und von den Fingerspitzen abtropft. Konzentrieren Sie sich zum Schluss etwa eine Minute lang auf die Spitzen der Mittelfinger.

**Der zweite Guss:** Vom Scheitelpunkt über das Gesicht, den Hals, die Brust, den Bauch, die Vorderseiten der Oberschenkel, die Knie, die Schienbeine, die Fußrücken, die Zehen. Spüren Sie, wie das Wasser sanft über die Haut rollt und dann auf den Boden gleitet. Konzentrieren Sie sich zum Schluss etwa eine Minute lang auf die großen Zehen.

**Der dritte Guss:** Vom Scheitelpunkt über den Hinterkopf, den Nacken, den Rücken, das Gesäß, die Rückseiten der Oberschenkel, die Kniekehlen, die Fußsohlen. Spüren Sie, wie das Wasser sanft über die Haut rollt und unter Ihren Fußsohlen im Boden versickert. Konzentrieren Sie sich zum Schluss etwa 3 Minuten auf die beiden Akupunkturpunkte »Sprudelnde Quelle« (Seite 118).

Wiederholen Sie alle 3 Güsse mehrmals. Nehmen Sie sich für diesen Teil der Übung mindestens 10 Minuten Zeit, optimal sind 30. Sie brauchen aber nicht gleich beim ersten Mal so lange durchzuhalten, sondern können die Zeit allmählich steigern. Egal wie lange Sie üben: Entscheidend ist, dass Sie sich die ganze Zeit über wohlig entspannt fühlen.

## Teil 3: Regulation

Bei diesem Teil der Übung ist die Atmung besonders wichtig. Sie bleiben in derselben Haltung sitzen und atmen ruhig weiter. die Augen bleiben geschlossen, Sie spüren das Lächeln auf Ihrem Gesicht. Legen Sie jetzt die rechte Hand flach auf Ihren Bauch, und zwar so, dass der Handteller mit dem Akupressurpunkt Laogong (Seite 118) über dem Nabel liegt. Legen Sie dann die linke Hand über die rechte.

**Beim Einatmen** ziehen Sie den Bauch ein und spannen Sie die Gesäßmuskeln kräftig an. Gleichzeitig konzentrieren Sie sich auf den Fluss der Lebensenergie Qi im Bereich des Unterleibs. Leiten Sie mit der Kraft Ihrer Gedanken Qi vom Punkt Huiyin im Zentrum des Damms zum Dantian, dem Zentrum der Lebensenergie unterhalb des Bauchnabels.

**Beim Ausatmen** haben Sie Pause: Entspannen Sie Bauch- und Gesäßmuskeln, spüren Sie die Wirkung der Übung.

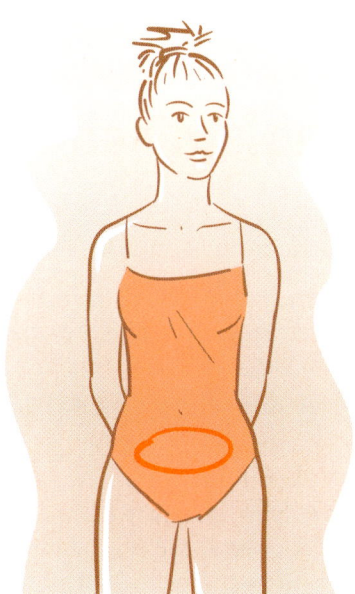

Abb. 7: Körperregion Dantian (Zentrum der Lebensenergie)

Nehmen Sie sich für diesen Teil der Übung mindestens 10 Minuten Zeit, optimal sind 20. Zum Abschluss lenken Sie noch einmal Qi in das Zentrum der Lebensenergie im Unterbauch. Öffnen Sie langsam die Augen, reiben Sie die Handflächen aneinander und streichen sich 7-mal behutsam über das Gesicht, als würden Sie eine wertvolle Creme auftragen. Sie können dann noch einen Moment sitzen bleiben, die Übung nachwirken lassen und dabei vielleicht eine Tasse Tee trinken.

# Glossar der wichtigsten medizinischen Fachbegriffe

**Adnexektomie:** Entfernen der Eierstöcke und Eileiter

**Anämie:** »Blutarmut«; Mangel an dem roten Blutfarbstoff Hämoglobin, der den Sauerstoff im Blut transportiert. Anämie ist häufig eine Folge von Eisenmangel, der bei Frauen zum Beispiel durch starke Menstruationsblutungen entstehen kann.

**Anamnese:** ärztliche Befragung vor einer Behandlung oder Operation. Es geht dabei zunächst um die aktuellen Krankheitssymptome und Beschwerden; gefragt wird außerdem nach früheren Erkrankungen und Operationen sowie regelmäßig eingenommenen Medikamenten. Bei vielen Beschwerden sind auch Fragen zu Lebensgewohnheiten und Arbeitsbedingungen Bestandteil der Anamnese.

**Anästhesist/in:** Narkosearzt/-ärztin

**Androgen:** männliches Sexualhormon. Zur Gruppe der Androgene gehört zum Beispiel das Testosteron.

**Douglas-Raum:** die Bauchfellfalte zwischen Darm und Gebärmutter

**Dysurie:** Schmerzen beim Wasserlassen

**Eierstockzyste:** siehe Ovarialzyste

**Endometriose:** Einnisten von Zellen der Gebärmutterschleimhaut anderswo im Körper, meist im kleinen Becken. Diese versprengten Schleimhautteile bluten weiterhin jeden Monat. Dadurch entsteht möglicherweise eine Zyste, die durch ihr Wachstum und Anschwellen Schmerzen verursacht. Endometriose kommt vor allem bei Frauen zwischen 25 und 40 vor und kann Unfruchtbarkeit verursachen. Warum das so ist und wie genau Endometriose entsteht, ist bisher ungeklärt.

**Endometrium:** Schleimhaut, welche die Gebärmutter innen auskleidet

**Endometriumablation:** Eingriff zum Abtragen der Gebärmutterschleimhaut

**Faszie:** Bindegewebeschicht, die alle quer gestreiften Muskeln (die Gebärmutter gehört nicht dazu) umhüllt

**Frühgeburt:** Entbindung vor der 37. Schwangerschaftswoche (SSW). Bei Frühgeburten ab der 33. SSW bestehen gute Chancen, dass das Kind keinerlei Spätschäden zurückbehält. Babys, die ab der 35. SSW auf die Welt kommen, sind, abgesehen von ihrem Untergewicht und dem noch »unfertigen« körpereigenen Wärmehaushalt, normal entwickelt. Bei Kindern, die noch früher geboren werden, ist hauptsächlich die Unreife der Organe problematisch für die spätere Entwicklung (und nur zum Teil das niedrige Geburtsgewicht). Um die Reifung der Lunge zu beschleunigen, behandeln Ärzte Frühgeborene über die Mutter mit speziellen Medikamenten wie z. B. Kortison.

**Heilverfahren, alternative:** Fachausdruck für die medizinischen Methoden, die nicht zur westlichen Schulmedizin gehören und aus ihrer Sicht abzulehnen sind. Auch die Homöopathie, die heute von vielen Ärztinnen und Ärzten angewendet wird, zählt zu den alternativen Heilverfahren.

**Heilverfahren, komplementäre:** Bezeichnung für die ergänzenden medizinischen Methoden, die zwar nicht zur westlichen Schulmedizin gehören, aber auch von Schulmedizinern anerkannt sind wie zum Beispiel die Klassische Naturheilkunde.

**Hepatitis C:** infektiöse Leberentzündung, die beim Sex oder durch Bluttransfusionen übertragen werden kann

**Hernie:** Eingeweidebruch oder Verlagerung von Organteilen in benachbarte (bereits vorhandene oder durch den Bruch entstandene) Hohlräume. Häufige Arten des Eingeweidebruchs sind der Leistenbruch, der Schenkelbruch und der Narbenbruch nach einer Darmoperation oder einer Verletzung der Bauchdecke.

**HIV:** Abkürzung für »HI-Virus«, den Erreger der AIDS-Infektion

**Katheter:** dünner, biegsamer Plastikschlauch

**Klammern:** Metallklemmen zum Verschließen von Wunden

**Konzeption:** Empfängnis

**Libido:** Lust auf Sex

**lokal:** örtlich

**Myomnekrose:** Absterben von Gewebe im Zentrum eines Myoms. Myomnekrosen, die sehr schmerzhaft sein können, sind eine seltene Komplikation in der Schwangerschaft. Sie können auch vorkommen, wenn der Stiel des Myoms sich dreht oder wenn das Myom in den Wechseljahren schrumpft.

**Naturheilkunde, klassische:** Gesunderhaltung und Heilung durch natürliche Reize und Stoffe (Wasser, Licht, Luft, Bewegung, Ernährung, Arzneitees, pflanzliche Heilmittel)

**Nervensystem, vegetatives:** körpereigener »Kreislauf«, der vor allem die Bewegungen der inneren Organe und der Gefäße steuert. Das vegetative Nervensystem ist nahezu unabhängig von Bewusstsein und Willen.

**Ovar:** Eierstock. **Mehrzahl:** Ovarien

**Ovarialkarzinom:** Eierstockkrebs

**Ovarialzyste:** kleine Geschwulst mit meist flüssigem Inhalt. Bei Frauen bis ca. 45 ist diese Veränderung fast immer harmlos. Viele Zysten entstehen zum Beispiel aus Eibläschen, die beim Eisprung nicht wie sonst geplatzt sind. Oft bilden sich diese Zysten innerhalb von 2 oder 3 Menstruationszyklen von selbst zurück. Bei älteren Frauen sind Zysten anders aufgebaut und das Risiko, dass sie entarten, ist deutlich höher. In jedem Fall (also auch bei jungen Frauen!) sollen Zysten sicherheitshalber regelmäßig kontrolliert werden.

**Periduralanästhesie, PDA:** Verfahren zur Schmerzlinderung mit einem örtlich wirksamen Betäubungsmittel, das über einen dünnen Katheter in den Hohlraum außerhalb der harten Rückenmarkshaut gespritzt wird. Bei Operationen im Bereich des Unterleibs und bei Entbindungen wird der Katheter zwischen 2 Lendenwirbeln gelegt. Die PDA betäubt die Nerven, die die untere Rumpfhälfte versorgen und auch Schmerzimpulse weiterleiten. Der Katheter bleibt die ganze Zeit an seinem Platz, sodass bei Bedarf Betäubungsmittel nachgespritzt werden kann.

**Phytopharmakon:** Arzneimittel, das ausschließlich aus Pflanzen, Pflanzenteilen oder den Inhaltsstoffen von Pflanzen besteht. **Mehrzahl:** Phytopharmaka

**Portio:** Muttermund

**prophylaktisch:** vorsichtshalber

**Schnittentbindung, Sectio:** Mit diesem Eingriff wird das Kind durch Aufschneiden der Bauchdecke und Gebärmutter »geholt«, wenn eine Entbindung auf dem natürlichen Weg nicht möglich ist. Die Operation wird auch »Kaiserschnitt« genannt, weil der römische Kaiser Cäsar auf diese Art zur Welt gekommen sein soll. Wir haben den Begriff in diesem Buch vermieden, weil es sich nicht um ein »kaiserliches« Privileg handelt, sondern um einen schwer wiegenden Eingriff, der nur bei medizinischer Notwendigkeit vorgenommen werden darf und wie jede Operation auch Risiken mit sich bringt.

**Spekulum:** Spiegel zum Untersuchen von Hohlräumen im Inneren des Körpers, wie zum Beispiel der Scheide. **Mehrzahl:** Spekula

**Testosteron:** männliches Sexualhormon. **Oberbegriff:** Androgene

**Tube:** Eileiter. **Mehrzahl:** Tuben

**Uterus:** Gebärmutter

**Uterus myomatosus:** Gebärmutter, die mit Myomen »bewachsen« ist

**Uterusruptur:** Reißen der Gebärmutter. Diese extrem seltene Komplikation während der Entbindung ist lebensbedrohlich für Mutter und Kind.

**Vagina:** Scheide

**vaginal:** durch die Scheide

# Bücher zum Weiterlesen

## Frauengesundheit

**Die Gebärmutter: Gezielte Hilfe bei Erkrankungen.** Wie der Arzt untersucht und behandelt. Was Sie bei schmerzhafter Regelblutung und Senkungsbeschwerden auch selbst tun können. Alles über die Totaloperation: Notwendigkeit, Folgen, Alternativen. Kleine-Gunk, B.; TRIAS 1997

**Wirksame Hilfe bei Endometriose:** Ein Ratgeber für Frauen: Wie Ihr Arzt Sie behandelt. Sillem, M.; TRIAS ärztlicher Rat 1998

**Frau & Gesundheit.** Lackinger Karger, I.; Gräfe und Unzer 1998

**Frauenkörper, Frauenweisheit.** Northrup, C.; Zabert Sandmann 1998

**Der große Gesundheitsratgeber für Frauen.** Von der Pubertät bis zu den Wechseljahren; Mosaik 1997

## Naturheilverfahren allgemein

**Das große Buch der Naturheilweisen.** Vorbeugen. Helfen. Heilen. Minker, M.; Scholz, R.; Brigitte-Edition bei Naumann & Göbel 1996

## Heilpflanzen, Tees

**Heilpflanzen:** Gesundheit aus der Natur. Arzneien aus dem eigenen Garten. Zubereitung und Dosierung. Rezepte für Teemischungen. Kraus, L.; Carstens, J.; TRIAS Gesundheit Kompakt 1997

**Die Heilkraft der Pflanzen.** Erkrankungen selbst behandeln. Poth, S.; Falken 1996

## Beckenbodentraining

**Beckenboden-Training.** Die weibliche Basis erspüren, schützen, kräftigen. Kitchenham-Pec, S.; Bopp, A.; TRIAS 1997

**Beckenbodentraining:** Ihr praktisches Übungsvideo. Einfach mitmachen: So stärken Sie Ihre Muskulatur durch die richtige Gymnastik. Kitchenham-Pec, S.; Bopp, A.; TRIAS 2000

## Homöopathie

**Enders' Handbuch Homöopathie.** Methoden, Anwendung, Selbstbehandlung. Enders, N.; Karl F. Haug 1998

**Das große Handbuch der Homöopathie.** Ein Ratgeber für die ganze Familie. Meyer, E.; Goldmann 1994

## Chinesische Medizin

**Chinesische Heilkunde.** Eine Einführung in Denken und Behandeln. Reid, D.; TRIAS 1995

**So hilft mir die Akupunktur.** Wie verschiedene Beschwerden und Erkrankungen behandelt werden. Molsberger, A.; TRIAS 1997

**Lebensfreude und Harmonie durch die Kraft der 5 Elemente.** Körper und Seele in Balance nach der traditionellen chinesischen Lehre. So aktivieren Sie Qi-Energie und Selbstheilungskräfte. Vergessen Sie den Alltagsstress und werden Sie zum ruhenden Pol. Ferguson, P.; TRIAS 1999

**Gesund und vital durch Do-In.** Für jeden leicht zu lernen. Wie Sie Beschwerden gezielt lindern. Mit großem bebilderten Übungsteil. Backheuer, G. P.; Gütinger, C. P.; Trias 2000

**Die Heilkunst der Chinesen.** Qigong, Akupunktur, Massage, Ernährung, Heilkräuter. Daiker, I.; Kirschbaum, B.; Rowohlt 1997

**Traditionelle Chinesische Medizin.** Accolla, D.; Yates, P.; Falken 1998

## Ernährungslehre der Chinesischen Medizin

**Die 5-Elemente-Diät.** Mit 14-Tage-Plan nach der chinesischen Lehre. Schnorrenberger, B.; TRIAS 2000

**Ernährung nach den Fünf Elementen.** Temelie, B.; Joy Verlag 1997

**Das Handbuch der chinesischen Ernährungslehre.** Flaws, B.; Wolfe, H. L.; O. W. Barth-Verlag 1998

**Kraftsuppen nach der Chinesischen Heilkunde.** Mit stärkenden Qi-Suppen fit durch die Jahreszeiten. Schneider, K.; Joy Verlag 1999

**Chinesische Massage und Akupressur.** Hin, K.; Rowohlt 1993

**Zehn (10) Minuten Qigong.** Lie, F. T.; Falken 1998

## Bach-Blüten

**Sanft heilen mit Blüten-Essenzenz aus aller Welt.** Körper und Seele im Einklang durch Ihr persönliches Blütenprofil. Zerbst, M.; TRIAS 1998

**Bach-Blüten.** Schlüssel zur Seele. Das Arbeitsbuch zur Selbstdiagnose mit den Bach-Blüten. Scheffer, M.; Heyne 1998

**Bach-Blütentherapie für Frauen.** Howard, J.; Aurum 1995

## Aromatherapie

**Aromatherapie für Pflege- und Heilberufe.** Ein Kursbuch zur Aroma-praxis. Zimmermann, E.; J. Sonntag 1998

## Schwangerschaft

**Der große TRIAS-Ratgeber Schwangerschaft und Geburt.** Mit ausführ-lichem Sonderteil für die ersten Monate: Mein Baby und ich. Balaskas, J.; Gordon, Y.; TRIAS 1997

**Fragen an die Hebamme.** Alles Wissenswerte über Schwangerschaft, Ge-burtsvorbereitung und eine natürliche Geburt sowie die Zeit danach. Neureither, K. und M.; Karl F. Haug 1999

**Das ehrliche Buch vom Kinderkriegen.** Brasch, C.; Richberg, I. M.; Gold-mann 1998

**Die Hebammensprechstunde.** Stadelmann, I.; Stadelmann, Ermengerst 1996

# Adressen, die weiterhelfen

## Naturheilverfahren

**Patienteninformation für Naturheilkunde e. V.**
c/o Ufa Fabrik
Viktoriastr. 13–18
12105 Berlin
Tel.: 0 30/76 00 87 60
Fax: 0 30/76 00 87 61
Internet: www.datadiwan.de

**Zentralverband der Ärzte für Naturheilverfahren**
Am Promenadenplatz 1
72250 Freudenstadt
Tel.: 0 74 41/91 85 80
Fax: 0 74 41/91 85 822
Internet: www.zaen.org

Adressen von Ärztinnen und Ärzten mit Zusatzausbildung in Naturheilverfahren

## Homöopathie

Adressen von Ärztinnen und Ärzten mit Zusatzausbildung in Homöopathie nennt zum Beispiel der

**Bundesverband Patienten für Homöopathie e. V.**
Lange Str. 47
37181 Hardegsen
Tel.: 0 55 05/10 70
Fax: 0 55 05/20 31
Internet: www.homeopathy.de

Adressen von Ärztinnen und Ärzten mit bestimmten Zusatzausbildungen können Sie u. a. auch bei der Ärztekammer Ihres Wohnorts erfragen.

## Chinesische Medizin

**Arbeitsgemeinschaft für Klassische Akupunktur und Traditionelle Chinesische Medizin e.V.**
Badallee 2
25832 Tönning
Tel.: 0 48 61/18 10
Fax: 0 48 61/18 19

Adressen von Heilpraktikern und Heilpraktikerinnen sowie Ärztinnen und Ärzten mit TCM-Zusatzausbildung

**Societas Medicinae Siniensis – SMS**
**Internationale Gesellschaft für Chinesische Medizin e. V.**
Hochallee 11
20149 Hamburg
Tel.: 0 40/450 25 17
Fax: 0 40/450 25 18

Adressen von Ärztinnen und Ärzten mit TCM-Zusatzausbildung

## Chinesische Medizin und Qigong

**Projekt Traditionelle Chinesische Heilmethoden und Heilkonzepte (PTCH)**
Carl von Ossietzky Universität
26111 Oldenburg
Tel.: 04 41/798–47 03
Fax: 04 41/798–44 11
Internet: www.uni-oldenburg.de/zww
Seminare und Workshops (auch für Laien), Kontakt-Studium Qigong

**Medizinische Gesellschaft für Qigong Yangsheng e.V.**
Herwarthstr. 21
53115 Bonn
Tel.: 02 28/69 60 04
Fax: 02 28/69 60 06
E-Mail: info@gigong-yangsheng.de
Internet: www.gigong-yangsheng.de
Seminare in ganz Deutschland, Ausbildung zur Kursleiterin

## Aromatherapie

**Forum Essenzia**
Meier-Helmbrecht-Str. 4
81377 München
Tel.: 0 89/714 53 91
Fax: 0 89/710 399 29
Internet: www.forum-essenzia.de

Adressen von Apotheken, die sich auf Aromatherapie spezialisiert haben,
sind beim Forum Essenzia zu bekommen. Bei diesen beiden Apotheken
in Süddeutschland kann man auch per Post Öle bestellen:

**Bahnhofsapotheke**
Bahnhofstr. 12
87435 Kempten/Allgäu
Tel.: 08 31/5 22 66 11
Fax: 08 31/5 22 66 26
E-Mail: bestellung@bahnhof-apotheke.de
Internet: www.bahnhofapotheke.de

**fortuna l'arome/Olympia Apotheke**
Karlstr. 99
76137 Karlsruhe
Tel.: 07 21/38 72 10
Fax: 07 21/3 03 54

## Schwangerschaft

**Arbeitsgemeinschaft Gestose-Frauen e.V.**
Kapellener Str. 67a
47661 Issum
Tel.: 0 28 35/26 28
Fax: 0 28 35/29 45
Internet: www.arcos.de/gestose

Die Arbeitsgemeinschaft hat eine Reihe guter Bücher und Broschüren
herausgegeben, darunter z. B. »Essen für zwei«.

**Damm-Massageöl**
nach Inge Stadelmann. Gegen Rechnung erhältlich bei der Bahnhofsapotheke in Kempten (siehe oben). Preis ca. 17 DM inkl. MwST. und Versand.

# Stichwortverzeichnis

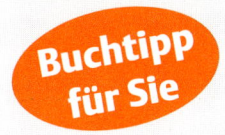
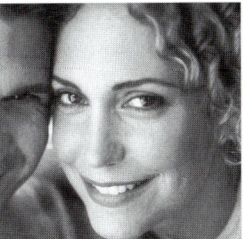

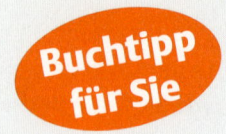
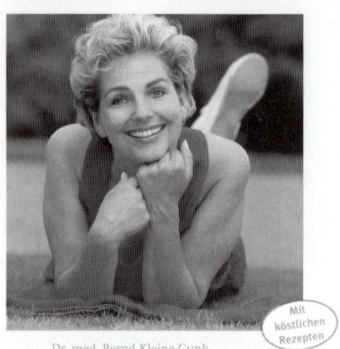
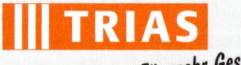